CONTRIBUTION A L'ÉTUDE

DE

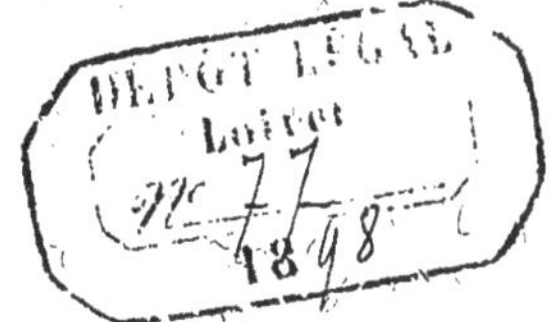

L'HÉMOTHORAX TRAUMATIQUE

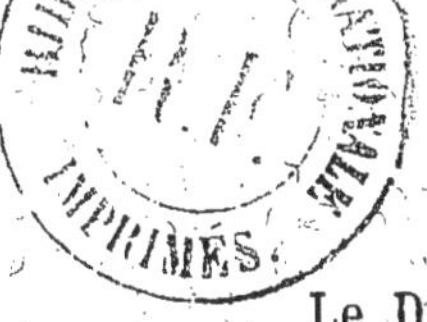

PAR

Le Dr Antonio FIGUEIREDO

MÉDECIN DE L'HOPITAL DE SAINTE-ÉLISABELLE, A BAHIA
MEMBRE FONDATEUR DE LA SOCIÉTÉ DE MÉDECINE ET CHIRURGIE
DE BAHIA

PARIS
A. MALOINE, ÉDITEUR
21, RUE DE L'ÉCOLE DE MÉDECINE, 21

1897

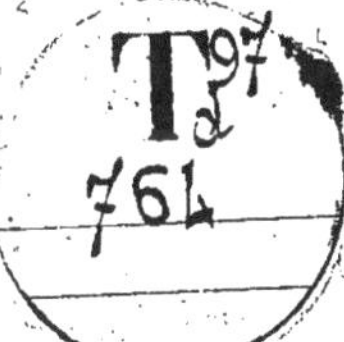

CONTRIBUTION A L'ÉTUDE

DE

L'HEMOTHORAX TRAUMATIQUE

PAR

Le Dr Antonio FIGUEIREDO

MÉDECIN DE L'HOPITAL DE SAINTE-ÉLISABELLE, A BAHIA
MEMBRE FONDATEUR DE LA SOCIÉTÉ DE MÉDECINE ET CHIRURGIE
DE BAHIA

PARIS
A. MALOINE, ÉDITEUR
21, RUE DE L'ÉCOLE DE MÉDECINE, 21

1897

CONTRIBUTION A L'ÉTUDE

DE

L'HEMOTHORAX TRAUMATIQUE

---

(1) L'idée que l'on se faisait de l'hémothorax traumatique avant Guy de Chauliac était bien vague et, disons-le, à peu près nulle.

Les plaies de poitrine étaient alors classées en plaies *simples* et plaies *compliquées d'épanchement sanguin*. Ajoutons qu'au point de vue du diagnostic, tout était sans orientation, sans rien de fixe et sans aucune base solide sur laquelle on put tabler. Cet état de choses dura de 1363 à 1808 et 1819, époques auxquelles Corvisart traduisit l'ouvrage d'Avenbruger, et Laennec découvrit l'auscultation.

(1) Le travail que je publie devait faire l'objet d'une communication à la Société de Médecine et Chirurgie de Bahia. Mais, comme elle a suspendu momentanément ses travaux, je lui demande la permission de faire publier et de lui offrir ce travail, que plus tard, elle pourra faire publier à son tour.

Les ouvrages qui ont été cités en langue allemande ont été traduits à l'Institut International de bibliographie, dont la direction appartient à un des plus grands auteurs des lettres médicales, M. le docteur Baudoin. A lui et à son Institut, mes sincères remerciements.

Les uns, Brun, Roland, Rogier et Janvier, conseillaient de laisser la plaie ouverte ; les autres, Theodore et Henric, prescrivaient une occlusion soignée. Les avis étaient partagés, comme on le voit. En ce temps là les auteurs que nous venons de citer cherchaient déjà — et cela était tout naturel — à soulager les malades même sans connaître le diagnostic.

De la lecture de leurs ouvrages, il résulte que tout se bornait au *choix d'un traitement*.

Il convient de rappeler, cependant, que, dans la chirurgie de Guillaume de Salicet qui a écrit avant Guy de Chauliac, on trouve à ce sujet quelques passages vagues, il est vrai, mais qui néanmoins méritent d'être reproduits.

Ainsi, traitant de la lésion des organes de la cavité thoracique, cet auteur disait :

« *Si aucun des membres nobles estpoint blessé, comme le poumon, le diaphragme ou le pannicule que divise en large la poitrine par le milieu. Et si tu connais qu'aucun de ces membres nobles soit blessé, tu peux demeurer en bonne pronostication et pronostiquer de la mort, pour cause que tous ces membres sont nécessaires à l'haleine et ne se restaurent point* (1) ».

Guy de Chauliac (2) continua, pour bien dire, l'œuvre de Guillaume de Salicet et fixa le premier le traitement des plaies de poitrine, suivant qu'elles sont simples ou compliqués d'épanchement sanguin. C'était ainsi qu'il

(1) *Chronique de Guillaume de Salicet*, liv. II, Chap. XII.

(2) Guy de Chauliac. *Grande Chirurgie*, t. III, chap. V, p. 298.

tâchait de donner une issue au sang épanché ; quand celle-ci se faisait avec difficulté, il conseillait même de faire une contre-ouverture. Il est certain que beaucoup de conseils publiés dans la grande Chirurgie, sont arrivés jusqu'à nos jours sans autre orientation que celle qui provient du diagnostic. Ce fut la période la plus remarquable de la thérapeutique des plaies de poitrine.

Après Guy de Chauliac, on a modifié un peu le traitement de ces plaies ; nous avons eu, en effet, des partisans contre l'évacuation de la collection sanguine, conseillant la fermeture de la plaie. En un mot, le problème qu'il s'agissait de résoudre était le suivant : *Doit-on faire l'occlusion, ou, au contraire, conserver la plaie ouverte et favoriser l'écoulement des liquides ?*

A l'exception de François de Arcé, tous les chirurgiens, principalement Ambroise Paré, donnent la préférence à l'évacuation de la collection sanguine. Amatus Partugal, André de la Croix, Fabrice d'Aquapendente, etc., employèrent alors la contre-ouverture et l'aspiration. Quelques temps après, Morand et Ledrand deviennent des partisans ardents de la contre-ouverture, tandis que Laurent de Scharp la condamne, croyant que le sang sera absorbé et expulsé par les crachats.

Nous pouvons dire qu'après Guy de Chauliac, celui qui donna la plus grande impulsion à la thérapeutique des plaies de poitrine, fut Valentin (1) qui, ayant condamné tout le système de mèches et de sondes, opta pour la contre-ouverture et établit les règles de cette opération.

(1) VALENTIN. *Recherches critiques sur la chirurgie moderne.*

Il s'écoula un long espace de temps depuis Guy de Chauliac et Valentin jusqu'à la découverte de la percussion et de l'auscultation. Si, dans cet intervalle, nous avons eu des auteurs tels que John Hunter, Benjamin Bell, Saucerotte, etc., nous pouvons dire néanmoins que ce fut une période stérile au point de vue des plaies de poitrine.

Le diagnostic des affections de poitrine n'est devenu une réalité qu'après la découverte de l'auscultation par Laennec; c'est alors seulement qu'on a pu étudier avantageusement les épanchement de sang dans la plèvre. Nous arrivons à l'époque de Dupuytren, de Roche et Sanson, Boyer, etc., qui ont illustré cette partie de la pathologie.

Il faut rappeler que Dupuytren déjà tirait le sang liquide de la plèvre : « N'est-il pas clair, disait-il, que puisque le sang peut s'épancher par la blessure, il doit être liquide ? »

A ce moment donc, la préoccupation dominante était, en général, les altérations par lesquelles devait passer le sang dans la cavité pleurale. Quelque temps après, Trousseau et Leblanc font de remarquables expériences sur la coagulation, l'absorption et la transformation du sang. Le progrès obtenu fut considérable, un très grand nombre de chirurgiens adoptèrent l'occlusion immédiate.

En 1880, Nélaton a répété les expériences de Trousseau et de Leblanc et a obtenu des résultats identiques. Cependant il y avait un grand désaccord entre l'expérimentation et l'observation clinique, surtout au sujet de la coagulation du sang. Il devenait nécessaire de faire un travail de révision ; ce travail fut fait en 1895 par Pagenstecher qui analysa les travaux de quelques-uns de ses devanciers, notamment Trousseau et Leblanc, Nélaton, Penzol, Wintrich, Ledderhose, Riedel, etc. Ce praticien a résolu un certain nombre de questions qui, à notre avis, ont donné une grande impulsion au pronostic de l'*Hémothorax traumatique*.

Nous n'entendons pas faire ici un historique complet des différentes phases par lesquelles a passé cette intéressante question ; notre but est de signaler d'une manière générale les travaux d'hommes d'un incontestable mérite et de dire combien ils ont fait pour la science et l'art médical.

Ce petit travail que nous présentons aujourd'hui est basé sur cinq observations, que nous faisons suivre de certaines considérations afin d'éclairer le lecteur sur notre opinion au sujet du diagnostic de chaque cas. Nous terminerons notre étude par un dernier chapitre exclusivement consacré au pronostic.

Par suite de l'influence de l'*état général* sur le pronostic, nous bornerons cette étude à quelques-unes de nos observations. Cela nous mènera à traiter la question intéressante des *pleurésies blennorrhagiques* et des *attaques pulmonaires* dans l'hystérie et la neurasthénie.

OBSERVATION I

Hémothorax traumatique et pleurésie généralisée.

L'état de la malade ne nous a pas permis d'avoir de données certaines sur ses antécédents héréditaires ; nous avons appris seulement que jamais personne de sa famille n'avait été malade de la poitrine, et qu'elle avait toujours eu une très bonne santé.

Antécédents personnels. — La malade dit que quelques jours avant son entrée à l'hôpital, elle sentait une difficulté dans la respiration, mais que cela ne l'empêchait pas de travailler.

Elle ajoute, de plus, qu'elle a reçu, il y a environ un mois, une blessure dans la poitrine et que cette blessure avait à peu près 4 centimètres de profondeur.

État actuel. — R. C... 20 ans, célibataire, née à Alagoinhas entre à l'hôpital Sainte-Isabelle, le 22 janvier 1895 et occupe le lit nº 10 de la salle de chirurgie. Nous la voyons le 24.

L'inspection du thorax nous révéla une *voussure considérable du côté droit* qui se maintenait presque immobile.

Du côté de la face antérieure, cette voussure allait jusqu'à la troisième côte droite. A la face postérieure, elle allait jusqu'au tiers supérieur de l'espace inter-scapulaire du même côté, soulevant en masse de 3 à 4 centimètres environ toute la région scapulaire.

Les mouvements respiratoires étaient déjà brefs et fréquents.

Le diaphragme était presque immobile de ce même côté et

les espaces intercostaux étaient augmentés dans leurs diamètres transverses.

Dans la région précordiale, on ne sentait pas le choc de la pointe du cœur.

Au niveau du sixième espace intercostal de l'appendice xyphoïde, on voyait une petite plaie ayant à peu près 2 centimètres de largeur et qui était en voie de cicatrisation.

Sur toute la superficie du tronc, il existait des traces d'acarus.

De la bouche, qui était entr'ouverte, il s'écoulait par les commissures une écume fluide ; les narines palpitaient fréquemment.

L'inspection de l'abdomen et des membres thoraciques et abdominaux n'a révélé rien d'anormal.

Examen du thorax à la palpation. La palpation du thorax montre la disparition complète des vibrations dans la partie antéro-latérale et postérieure droite, sauf *au devant* des premier, deuxième et troisième espaces intercostaux et *en arrière* de tout le tiers supérieur de la région inter-scapulaire postérieure.

Du côté opposé, les vibrations sont normales ; à la palpation et au *toucher* on ne sent pas encore le choc de la pointe.

La percussion thoracique révèle une tonalité plus élevée dans la région sous-claviculaire droite que dans celle de gauche.

La matité avait pour limite supérieure une ligne à concavité supérieure qui, partant du troisième espace intercostal droit se terminait à la limite inférieure du tiers supérieur de l'espace inter-scapulaire postérieur.

Environ deux centimètres au-dessus de cette ligne, il existait de la sub-matité.

La percussion abdominale indique l'abaissement du foie à trois centimètres à peu près du bord costal.

L'auscultation révèle la disparition du bruit vésiculaire dans toutes les parties indiquées par la palpation et la percussion.

J'ai noté au poumon droit, dans les régions infra et supra-claviculaires une diminution du bruit vésiculaire ;

Dans le fossé sus-scapulaire et dans la région inter-scapulaire postérieure, des râles sous-crépitants qui, joints aux râles trachéens, paraissaient se prolonger dans toute la partie postérieure du thorax.

Au dessus de la ligne supérieure de la matité, j'ai remarqué qu'il existait de l'égophonie dans la partie postérieure du thorax.

J'ai remarqué enfin qu'il existait dans le poumon gauche une exagération du bruit vésiculaire depuis le sommet jusqu'à la base, mais sans aucune modification dans son rythme physiologique.

On a perçu des râles sous-crépitants dans la région inter-scapulaire postérieure.

Cœur. — L'auscultation a révélé des bruits sourds, mais le rythme de l'organe était physiologique.

Le pouls était petit, mou, fréquent.

La température axillaire était de 37°, 5.

Les extrémités étaient froides ; la tête et le tronc étaient inondés de sueur.

L'adynamie était profonde, à tel point que l'on n'a pas pu faire un examen détaillé.

En présence de ces symptômes, j'ai pratiqué une ponction exploratrice avec une seringue de Pravaz : il est sorti une petite quantité de sang.

Devant cette symptomatologie, devant la blessure du sixième espace intercostal, la ponction exploratrice, l'adynamie et le pouls, je fais le diagnostic d'*Hémothorax traumatique avec pleurésie.*

J'ai pratiqué une ponction avec l'aspirateur de Potain, et il est sorti 1,000 grammes de sang rutilant ; j'ai prescrit une potion tonique où il entrait de l'alcool.

L'amélioration fut extraordinaire et la malade a pu dormir quelques heures.

Le jour suivant elle respirait mieux, la voussure avait diminué, les vibrations thoraciques étaient revenues également à 4 centimètres au-dessous de la ligne supérieure de la matité, là où j'avais remarqué une exagération de l'égophonie.

L'examen bactériologique du sang, fait à différentes fois par le procédé d'Ehrlich, n'a pas révélé la présence du baccille de Koch.

Le sang extrait s'est conservé jusqu'au lendemain (10 heures) sans se coaguler.

J'ai prescrit de l'iodure de potassium, associé à la belladone pour en diminuer l'action.

La malade fut soumise à cette médication pendant 4 jours, après quoi j'ai pratiqué une nouvelle ponction, qui a donné issue à 400 grammes de sang à peine.

J'ai prescrit de nouveau de l'alcool dans une potion excitante diffusible.

L'amélioration fut extraordinaire. Mais le lendemain, à l'heure de la visite, la sœur-garde m'a annoncé que la malade était morte.

Autopsie. — L'examen du cadavre montra une voussure considérable de toute la partie latérale droite du thorax.

Sur tout le tronc et les membres abdominaux on voyait des traces d'*acarus*.

Thorax. — Une ponction faite avec un trocart au niveau du sixième espace intercostal et sur la ligne axi laire a donné issue à 4 litres de sang.

Après les incisions classiques, on a ouvert la caisse thoracique et voici ce que l'on a observé :

Examen du cœur. — Le péricarde contenait une petite quantité de liquide citrin, et son étude n'a rien présenté de remarquable. La preuve par l'eau indiqua la suffisance complète de toutes les valvules du cœur. La coupe longitudinale au niveau des ventricules et des oreillettes n'a révélé rien d'anormal dans ses cavités.

Nous dirons la même chose de la coupe longitudinale des artères ; l'endartère se présentait dans les meilleures conditions possibles.

Examen du poumon. — Le poumon droit était réduit presque du quart de son volume normal. L'adhérence était presque complète entre la plèvre pariétale et la plèvre viscérale. Dans sa partie supérieure, le poumon se trouvait fixé par des brides fibreuses qui se rattachaient à la paroi thoracique.

La petite blessure faite au niveau du 6e espace avait pénétré dans la plèvre droite, mais le petit orifice était complètement fermé par un tissu de nouvelle formation.

Nous n'avons pas trouvé de traces de la blessure pulmonaire ; à peine, dans certains points, la plèvre correspondante était-elle un peu plus épaisse qu'en d'autres points.

La surface de la plèvre était recouverte de très petites granulations.

Les coupes faites dans le poumon droit firent découvrir une condensation du tissu pulmonaire sans sclérose avec une congestion intense.

Le poumon gauche était sensiblement augmenté dans ses dimensions.

Les plèvres conservaient leur position normale. Les coupes ont démontré microscopiquement l'intégrité complète de leur parenchyme.

Les coupes du poumon droit et aussi l'examen microscopique de l'exsudat pleural, par les procédés ordinaires, n'ont pas révélé l'existence du bacille de Koch.

CONSIDÉRATIONS

Ce qui domine dans cette observation, c'est la pleurésie; nous allons donc nous occuper d'elle plus en détail. La nature des pleurésies hémorrhagiques, en discussion depuis longtemps, est restée sous la dépendance de deux doctrines bien différentes. Les pleurésies étaient *simples* ou *infectieuses*, celles-ci paraissant plus vraisemblables ; s'il existe réellement une infection, l'accident pleural ne pourra être souvent qu'une manifestation *in loco* des toxines provenant du germe où se trouve presque toujours le bacille de Koch (1).

Andral (2) en cite deux observations. Dans la première, il parle d'un épanchement sanguin, qu'il croit primitif. Dans la deuxième, l'épanchement dépendait de néo-membranes tuberculeuses. On dirait que l'auteur, en employant le mot primitif, voulait se mettre en dehors des agents, extérieurs surtout, du germe d'une infection.

Raquin (3), se reportant à la première observation d'Andral, insiste sur l'hémorrhagie et dit :

« *Ce n'est plus un simple épiphénomène, mais un élément important, une complication grave de la maladie, s'il est vrai pourtant qu'il y ait encore une pleurésie ou alors si ce n'est simplement qu'une hémorrhagie pleurale* ». On conclut de cette citation que Raquin dépasse Andral et cherche à séparer l'hémorrhagie de la pleurésie.

Valleix (4) a recueilli un certain nombre d'observations et il a constaté que les épanchements hémorrhagiques étaient causés par l'inflammation de la plèvre enflammée.

Roche et Sanson reprennent les deux éléments, *pleurésie* et *hémorrhagie*, et disent : « Nous ne connaissons pas un seul exemple d'hémorrhagie de la plèvre qui ne soit pas suivie de son inflammation, et partant que l'on ne puisse considérer comme une véritable *irritation hémorrhagique* et non comme un symptôme. On ne sait pas encore si les membranes séreuses sont susceptibles

(1) CHARRIN, Soc. de Biologie, 1894.

(2) ANDRAL, *Clinic. méd.*, 1840, IVe vol., p. 445 e 451.

(3) RAQUIN, *Eléments de pathologie méd.*, t. II, p. 49.

(4) VALLEIX, *Guide de médecine pratique*, 1866, vol. II, p. 770.

ou non de présenter une irritation hémorrhagique comme les membranes muqueuses, etc... »

Comme on voit, il y a longtemps que les auteurs croyaient à une *irritation in loco*, que dans leur géniale conception ils appelaient *irritation hémorrhagique*.

Les liens existants entre la pleurésie et l'hémorragie se resserrent de plus en plus, soit par l'étude de la composition du liquide hématique, soit par des conceptions purement théoriques ; les classiques tels que Rouillaud (1), Broussais (2), Laennec (3), non seulement conservèrent la dénomination de *pleurésies hémorragiques*, mais cherchèrent encore à montrer les caractères des *pleurésies simples*, en se rappelant que celle-ci ne sont jamais franchement hémorrhagiques.

La question n'a pas changé jusqu'à ces derniers temps et chez les auteurs du Compendium de médecine, Moutard-Martin (4), Nélaton (5), et Nolais (6), quoique avec certaines modifications cependant, ces idées sont restées les mêmes dans leur ensemble.

C'est en 1886 qu'on est revenu sur la question des *pleurésies simples* ; Kelchs et Veillard (7) ont été les premiers à en reparler. Ils s'efforcèrent de démontrer qu'elles étaient de nature tuberculeuse. Après eux, on

(1) Bouillaud. — *Nosographie médicale*, 1846.

(2) Broussais. — *Traité des Phleg. chroniques*.

(3) Laennec.

(4) Moutard-Martin. — *Pleurésies hémorrhagiques*. Thèse, Paris 1878.

(5) Nélaton. — Thèse, Paris 1880.

(6) Nolais. — Thèse, Paris 1882, p. 43.

(7) Kelchs et Veillar. — *Arch. de Physiologie, 1886*.

a publié différents travaux, entre autres ceux de Charrin (1) etc., etc. ; qui ou établi, jusqu'à ce que des nouvelles recherches soient faites que : la *présence ou l'absence dans le liquide pleural hémorrhagique du bacille de Koch ou d'autres bacilles ne prouve pas qu'il soit ou ne soit pas de nature infectieuse.*

En terminant cette longue digression, nous rappellerons que si les classiques tels que Broussais (2) et autres se sont préoccupés justement de l'association des éléments morbides *pleurésie et hémorrhagie*, toutefois ils n'ont pas recherché quelle était l'action réciproque de l'un des éléments sur l'autre pour savoir le degré d'endurance des pleurétiques en apparence robustes.

Broussais, dans son livre sur les *Phlegmasies chroniques*, étudie plutôt l'individu avec son degré de force ou de faiblesse, comme facteur important dans la production des hémorrhagies, que l'influence véritable de l'hémorrhagie et de la phlegmasie sur le système nerveux.

Ainsi, dans son livre ci-dessus cité, nous lisons à la page 80, T. II : « *Mais pourquoi cette tendance incoercible aux hémorrhagies ? Nous voyons fréquemment des signes d'inflammation coïncider avec les pertes de sang. On en convient pour les hémorrhagies avec excès de vigueur, mais personne ne veut les apercevoir dans celles qui arrivent aux sujets débilités*, etc.... »

Nous ne cherchons pas à savoir comment se produit l'hemorrhagie, mais bien si, dans les cas identiques à celui que nous venons de présenter, l'hémorrhagie peut,

(1) Charrin.

(2) *Loc. cit.* T. II, p. 80.

jusqu'à une certaine limite, diminuer l'état d'irritation de la plèvre, et si en rendant torpide le mouvement phlegmasique, elle peut, étant découverte à temps, fournir les éléments d'un bon pronostic (?).

Cette observation montre que même sur le terrain de la clinique, ces cas méritent encore d'être enregistrés.

Dans le champ de l'observation exclusive, elle fournit un contraste manifeste entre la gravité de la lésion et les manifestations symptomatiques générales. Dans ces cas, je place entre la lésion et le symptôme, la nature du malade, c'est-à-dire, son tempérament, sa constitution, etc., etc. Dans le cas qui nous occupe, les conditions de réaction étaient excellentes, étant donné que le sujet n'était pas âgé, qu'il n'avait jamais été malade antérieurement, que ses parents étaient sains et que lui-même était fort.

Chez une femme qui se trouve dans des conditions pareilles, une pleurésie aiguë peut-elle évoluer en affectant les deux feuillets pleuraux dans toute leur étendue, en déterminant son adhérence et finalement en réduisant le poumon au quart de son volume, sans aucune manifestation symptomatique générale, sauf dans ses derniers jours, la dyspnée l'obligea à rentrer à l'hôpital ?

Nous connaissons des cas de pleurésie chronique séro-fibrineuse avec une semblable évolution. Nous avons vu également des cas de pleurésie hémorrhagique soit de nature franchement tuberculeuse, soit cancéreuse, avec une évolution identique. Aussi ce que nous voulons signaler ce n'est pas la nature de la maladie, mais bien l'évolution, dans l'espace d'un mois, d'une *phlegmasie pleurale franche généralisée*, accompagnée d'un grand épanchement sanguin sans troubles généraux graves, mais empêchant toutefois la malade de travailler.

Elle-même nous a dit qu'elle n'avait jamais éprouvé aucune douleur, qu'elle n'avait jamais eu de fièvre ni rien de pareil, que ce dont elle avait souffert au moment d'entrer à l'hôpital, c'était simplement du manque d'air.

L'autopsie révéla l'adhérence des feuillets pariétal et viscéral de la plèvre. Le feuillet pariétal était couvert de granulations dans toute son étendue. Au niveau de la blessure (sixième espace intercostal droit) l'orifice pleural était complètement oblitéré par un tissu de nouvelle formation, assez serré, et l'épaisseur de la plèvre à ce niveau avait triplé par l'apposition d'un tissu néo-formé qui s'amincissait au-dessus et au-dessous de l'ancienne blessure.

On peut inférer de cette description que la blessure pleurale causa le processus phlegmasique qui n'a pas tardé à se généraliser en s'irradiant de tous côtés et qui, pénétrant ensuite profondément, est venu affecter également le feuillet viscéral avec lequel il établit l'adhérence.

Nous pensons que par suite du rôle fonctionnel que jouent les feuillets pleuraux, le feuillet viscéral se trouvant absolument couvert de granulations richement vascularisés, l'adhérene aura déterminé la rupture des petits vaisseaux, dont les parois sont très minces, et qui avaient une tension sanguine très forte, surtout avec le vide pleural incomplet; ils auront résisté difficilement à toutes ces forces, la résistance cédant dans le sens du vide pleural.

Nous croyons que pour atteindre ce but, il n'était pas

nécessaire que l'adhérence des feuillets pleuraux fût complète. L'inflammation et l'hémorrhagie se déclarèrent ensemble, elles étaient *contemporaines*, selon l'expression de Moutard-Martin (1). Mais nous estimons que la dyspnée a revêtu un caractère purement mécanique. La grande difficulté fut d'évaluer, chez notre malade, la relation de ces deux éléments : phlegmasie et hémorrhagie.

Dans quelle proportion l'un a-t-il diminué l'effet de de l'autre et finalement quel est l'action de ces deux éléments anatomo-pathologiques sur le système nerveux qui, comme on sait, est chargé de régulariser toutes les fonctions importantes de notre organisme ?

L'élément fièvre et surtout l'élément *douleur* qui sont leur substratum fonctionnel, n'ont pas existé chez notre malade ; nous avons relevé à peine dans les derniers jours une température de 37° 5. Il nous semble que l'hémorrhagie était exclusivement du domaine pleural, bien que, à l'autopsie, nous n'ayons découvert aucun vestige de la blessure pulmonaire ; mais si cela était, elle serait à notre avis de petite dimension et placée dans une région où il n'existe que des petits capillaires qui s'oblitèrent facilement par coagulatisn ou compression hémorrhagique. L'épanchement eut été rapide, pouvant être suivi ou non de complication pulmonaire. Il est à croire que dans ces conditions la malade serait restée plus longtemps à l'hôpital.

Il résulte de ce simple raisonnement que le phénomène hémorrhagique était exclusivement pleural, l'examen du poumon n'ayant fait découvrir aucune lésion, et l'exsudat

(1) *Loc. cit.* p. 13.

pleural n'ayant pas révélé l'existence du bacille de Koch, ni les lésions caractéristiques du cancer pleural ou pleuro-pulmonaire (1).

On comprend par l'interprétation que nous avons donnée de ce cas clinique, que l'opération de la thoracentèse était contre-indiquée, parce que, en tirant du sang de la plèvre, on aurait aspiré les petits capillaires et l'hémorragie consécutive aurait été incapable de libérer les deux feuillets pleuraux en arrêtant le processus phlegmasique.

Néanmoins, nous croyons que sagement pratiquée, en tirant chaque fois une petite quantité de sang, la thoracenthèse soulage considérablement les malades et prolonge leur existence.

Nous n'avons pas pu appliquer ce système chez notre malade, à cause de l'état de plénitude considérable de sa cavité pleurale.

Après tout ce qui précède, il convient de rechercher si : les pleurésies et les hémorragies pleurales concomitantes peuvent, en contre-balançant ses effets sur le système nerveux central ou périphérique, établir la tolérance pour l'accident pleural.

La nature infectieuse des pleurésies hémorrhagiques, et surtout la tolérance qu'à la longue elles créent chez les malades pour la recrudescence d'attaques postérieures, nous rappellent qu'on peut observer chez ces malheureux une pâleur et un amaigrissement très considérables, con-

(1) Le décollement des plèvres pariétales dans l'intervalle des muscles intercostaux et leur examen par transparence n'ont révélé rien de caractéristique.

jointement avec une douleur thoracique qui, à peine perceptible au commencement, présente plus tard une franche localisation.

Charrin a démontré que la *toxine microbienne* est la cause du processus phlegmasique pleural et surtout de *l'hémorrhagie*. A ce sujet, voici comment il s'exprime :

« *On sait aujourd'hui*, dit-il, *que la plupart des lésions qui se développent au cours de l'infection sont en partie causées le plus souvent et le plus immédiatement par les sécrétions bactériennes. Pour les altérations hépatiques, digestives, rénales, pulmonaires, nerveuses, cutanées, pour celles qui intéressent les viscères, les vaisseaux, le cœur, pour les hémorrhagies, etc , la démonstration repose sur un nombre respectable d'expériences* ».

Nous avons vu que l'examen bactériologique du liquide pleural et des tissus de la séreuse et du poumon n'a pas révélé l'existence du bacille de Koch, ni les lésions du cancer pleural ou pleuro-pulmonaire. Est-ce là une preuve pour ne pas croire à la nature infectieuse de la la pleurésie ? Nous ne le croyons pas.

Nous savons qu'il existe des cas cliniques où le bacille de Koch, sans aucune localisation déterminée, parcourt l'appareil respiratoire, lutte franchement contre les leucocytes et finit par succomber en laissant *les toxines* qui iront d'ici et de là établir la lésion, d'accord avec ses propriétés chimiques. Voici encore ce que dit à ce sujet Charrin :

« *Quand, au cours ou dans la convalescence d'une infection, on reconnaît des localisations du côté de ces séreuses pleurales, péritonéales, synoviales, etc., il est clair qu'il convient de songer à une généralisation du mal primitif ou à une infection secondaire. Si dans les liquides, dans les parois, dans les fausses membranes, dans les flocons fibrineux, on ne met en évidence, par les préparations, par les cultures à l'air ou sans air, aucun être vivant, il sera légitime de supposer que les phagocytes, que les propriétés bactéricides des humeurs, que le défaut d'aliments, que la vieillesse, etc., ont pu anéantir les agents pathogènes. Toutefois on devra penser que, peut-être, les lésions sont d'ordre toxique, d'ordre chimique*, etc... »

La précocité d'émigration des leucocytes et par conséquent de la lutte, ne doit pas nous surprendre, si nous songeons à ce que dit Baumgarten à ce sujet (1) :

« *Le moment où l'émigration commence à se produire pourrait varier d'après le mode d'invasion des bacilles, ainsi que très probablement d'après l'état du tissu infecté. Elle serait surtout précoce quand le tissu est lésé en même temps par quelque autre cause nocive, par exemple par un traumatisme* ».

Selon nous, il est juste de croire que les *toxines microbiennes* ont été la cause de la pleurésie et de l'hémorrhagie concomittantes.

Ce qui nous surprend, c'est le manque de réaction de l'organisme malade, quand on connaît le rôle excessivement excitant de ces toxines. Et pour expliquer la tolérance dont nous parlons ci-dessus, j'en appelle à l'interprétation suivante :

Comme les toxines microbiennes circulent dans les capillaires nouvellement formés, la rupture de ces capil-

(1) Baumgarten. Cit. Ziegler. Anatomie pathologique.

laires et l'extravasation d'une grande quantité de sang dans la cavité pleurale et la dilution consécutive du toxique aura pour résultat de libérer les extrémités nerveuses d'une certaine quantité de l'élément irritant, qui peut-être jouit de propriétés différentes au milieu de la masse sanguine (?).

On peut croire que dans les cas récents on pourra maintenant non seulement améliorer mais guérir les malades, en favorisant l'élimination des toxines par une autre voie, avec une médication révulsive ou avec la ponction en tirant chaque fois une petite quantité de sang (?).

Il en résulte donc que l'*élimination des toxines* est le point capital, car elles se reproduisent constamment et aggravent le procesus phlegmasique en conservant l'hypérémie de la séreuse, en altérant sa structure et entravant la nutrition dans une de ses nombreuses transmutations.

Observation II.

Hémothorax traumatique et pleurésie circonscrite.

Antécédents héréditaires. — Le malade ne connaît pas son père. Sa mère et ses deux frères sont bien portants.

Antécédents personnels. — Pendant quelque temps il a eu des fièvres intermittentes palustres. Il y a à peu près deux ans il été blessé au côté droit de la poitrine, il a été alité plusieurs mois, mais il est absolument rétabli. Il use tous les jours de boissons alcooliques, n'importe lesquelles.

Dernièrement dans une rixe qu'il a eu dans la ville de

Baixa, il reçut une blessure dans le dos, qui le força à entrer à l'hôpital Sainte-Isabelle.

Il occupait le lit n° 14 du service de clinique chirurgicale.

L'interne de service lui administra cette potion :

Infusion d'hysope.	200 gr.
Extr. fluide d'ipéca.	2 —
Sirop de morphine	40 —

Une cuillère à soupe toutes les heures.

Etat actuel. — J. D... présente de la paleur cutanée généralisé. Voussure limitée à la région postérieure gauche et inférieure du thorax.

Du côté droit,dans la région antéro-inférieure du thorax, au niveau du quatrième espace intercostal, on remarque une grande cicatrice de 5 centimètres.

Elle est nette avec bords uniformes ; c'est une plaie cicatrisée par première intention à ce qu'il paraît. C'est le résultat de la blessure dont nous parlons ci-dessus, et qui força le malade à s'aliter pendant quelque temps.

Celui-ci nous dit que la blessure a été faite avec un couteau pointu, et qu'il en est complètement rétabli.

En examinant la région antérieure et latérale, on remarque une dépression des régions sous-claviculaires qui contrastent avec le soulèvement de la base au niveau de la huitième côte et au-dessous.

Dans la région inter-scapulaire postérieure, environ 3 centimètres en dedans du bord spinal de l'omoplate et au niveau du tiers inférieur de ce même bord, on voit une petite plaie arrondie, ayant 3 centimètres de diamètre longitudinal et transversal. Tout autour, dans une région très limitée, on remarque la crépitation digitale, qui montre un certain degré d'emphysème des tissus environnants. Sur cette plaie il y avait un pansement iodoformé.

Il faut dire que la respiration est plus diaphragmatique qu'habituellement. Il existe un contraste entre les deux côtés de la base du thorax : il n'est pas sensible antérieurement, mais postérieurement on constate un arrêt bien prononcé de la respiration diaphragmatique du côté gauche et exagération de cette respiration du côté droit.

Le malade se plaint d'une douleur qui l'empêche de respirer et qui est localisée dans le côté postérieur gruche du thorax. Cette douleur s'accompagne d'une sensation de tiraillement, qui commence à la base et s'étend jusqu'à la plaie.

Il dit qu'il peut se coucher des deux côtés, mais il se trouve mieux du côté gauche parce qu'il peut rester plus longtemps dans cette position.

Il tousse et il affirme qu'après sa blessure et même depuis qu'il est à l'hôpital, il a craché un peu de sang.

Le thermomètre accuse 39° à l'aisselle.

Examen du cœur. — La percussion montre la disparition du champ de matité. Le choc de la pointe qui n'est pas visible, mais que l'on sent au palper, a son siège dans le cinquième espace intercostal; son rythme ne nous a rien révélé d'anormal. La percussion par le procédé de Potain révéla l'existence de l'espace de Traube et localisa aussi la pointe dans le cinquième espace intercostal. Nous n'avons pas insisté pour la percussion, afin de ne pas fatiguer le malade.

A l'auscultation, sauf le premier bruit qui s'est montré un peu rude, nous avons trouvé complète normalité de tous les autres bruits, soit au sujet des différents temps de la révolution cardiaque, soit au sujet de la valeur sonore de chacun.

Examen du poumon. — La percussion de la région antérieure présente un son clair du sommet jusqu'à la base, mais plus exagéré à ce niveau. Etat normal parfait de la tonalité dans les régions sus et sous-claviculaires des deux côtés du thorax.

La percussion de la région postérieure présente : du côté droit, bruit clair du sommet à la base ; du côté gauche, matité absolue dans le tiers inférieur de la région inter-scapulaire postérieure.

Voici les limites supérieures de cette matité : elle commençait dans le tiers inférieur, comme nous l'avons dit, et descendait obliquement en bas, au devant et en dehors, en touchant la septième côte au niveau d'une ligne verticale abaissée de l'angle inférieur de l'omoplate et la huitième côte au niveau de la ligne axillaire postérieure, se terminant à la neuvième côte, 3 centimètres en avant de la ligne axillaire.

C'était une ligne oblique dont la concavité était tournée en haut et en dedans.

Les limites supérieures de cette ligne étaient indiquées par la sous-matité, mais en dessous et en dedans la matité était absolue.

La palpation n'a rien révélé dans la région antérieure du thorax.

Mais à la région postérieure j'ai observé qu'il y avait disparition absolue des vibrations thoraciques dans toute la région occupée par la matité. Cependant, à quelques centimètres au-dessus de la ligne oblique, j'ai trouvé une exagération des vibrations.

L'auscultation de la région antérieure gauche du thorax nous montre l'expiration un tout petit peu prolongée vers la base. J'ai observé le même fait dans les parties postérieures et latérales du côté droit au même niveau. L'égophonie était perçue au-dessus de la ligne oblique et elle était manifeste jusqu'à la ligne axillaire postérieure.

Au-dessus et dans la région inter-scapulaire on entendait le bruit vésiculaire avec une certaine intensité. Dans toute la région de la matité absolue, il y avait disparition complète du bruit vésiculaire.

Autour et à une certaine distance de la plaie, j'ai remarqué des râles franchement crépitants.

Examen des organes abdominaux. — J'ai observé seulement une diminution d'environ 2 centimètres du bord libre du foie, qui était sensible à la pression. Il existait un léger tympanisme abdominal.

J'ai fait appliquer 4 ventouses scarifiées à la face postérieure et latérale gauche du thorax. On a retiré 10 grammes de sang dans chacune ; j'ai prescrit une potion gommeuse avec du kermès et du sirop diacode. Le lendemain (10 février) nous avons remarqué une petite amélioration. La douleur avait cessé et le tiraillement avait disparu. Le malade ne toussait plus et avait bien dormi.

La température axillaire était de 38°, le malade respirait mieux.

L'auscultation n'a rien révélé dans les régions antérieure et postérieure droites. A la région postérieure gauche voici ce que j'ai constaté : frottement en dehors de l'angle infcrieur de l'omoplate et suppression des râles crépitants. Cependant persistaient le bruit vésiculaire et l'égophonie.

Je prescris un vésicatoire d'Albespeyre et le calomel.

11 février. — Effet purgatif du calomel.

12 février. — L'amélioration s'accentue et le malade peut rester couché des deux côtés autant qu'il le veut.

12 février. — Pas de changement.

14 février. —J'ordonne l'application d'un nouveau vésicatoire un peu plus bas que le premier, et on continue le calomel.

15 février. — Le malade va mieux.

16 février. — Le malade tousse, se sent la gorge sèche avec une sensation d'ardeur.

Je l'examine et je découvre une hypérémie des piliers antérieurs du voile du palais. Il se plaint d'une douleur dans l'épigastre, et son haleine est un peu fétide. Je prescris le chlorate de potasse à l'intérieur et en gargarisme.

Le 18 février j'ai examiné encore le malade et je constatai qu'une partie de la matité avait disparu et que le bruit vésiculaire existait dans presque toute la zone. Le malade demande son exeat et sort de l'hôpital le 19.

Environ cinq jours après, J. D... revient à la consultation pour être soigné de nouveau.

Je l'examine : il se plaint d'une douleur dans le côté, au niveau de l'ancien épanchement ; cette douleur occupait le septième espace intercostal gauche.

La température axillaire était à 38°.

Il existait une augmentation considérable de la dyspnée. La percussion révélait une augmentation de la matité dans la partie postérieure gauche et qui atteignait l'angle inférieur de l'omoplate.

L'auscultation découvrait une exagération du bruit vésiculaire dans la partie antérieure et postérieure du sommet gauche.

Au-dessus de la ligne oblique (6 centimètres), j'ai remarqué qu'il existait encore de l'égophonie, plus bas et en dedans j'observai la cessation du bruit vésiculaire.

Le malade était très abattu et tout couvert de sueur abondante.

J'ordonne l'application d'un autre vésicatoire *in loco dolenti* et la continuation du calomel.

J'examine le malade deux jours plus tard, je constate une certaine amélioration. La douleur avait cessé, la fièvre était tombée à 37°, 5. La zone de matité avait diminué à peu près de 3 centimètres. L'égophonie avait aussi diminué et le malade respirait plus facilement.

Je fais continuer le traitement par le calomel et je lui conseille de rentrer à l'hôpital.

L'amélioration était considérable le surlendemain. Il existait à peine une petite zone de matité et le bruit vesiculaire était clair dans presque toute la région postérieure gauche du thorax. Il existait encore de l'égophonie mais très atténuée.

Le malade est resté environ cinq jours sous l'influence du calomel. Il s'est déclaré de l'intolérance que j'ai encore une fois combattue par le chlorate de potasse.

Pendant tout le temps que cette intolérance a duré j'ai ausculté le malade chaque jour et j'entendais le bruit vesiculaire jusqu'à la base. L'égophonie avait disparu, de même que la douleur et la dyspnée. La température axillaire était à 37°.

Le manque d'appétit et la lenteur des digestions m'ont fait prescrire un tonique auquel j'ai associé la gentiane et la camomille.

Je voulais essayer quelques séances de gymnastique respiratoire, quand le malade m'a demandé son exeat et quitta l'hôpital le 10 mars 1895.

CONSIDÉRATIONS

Cette observation nous offre un exemple d'un petit *hémothorax avec pleurésie circonscrite.*

Dans ce cas le malade présenta une symptomalogie générale qui a une relation parfaite avec l'état anatomique de sa plèvre. C'est ainsi que la fièvre monta à 39° et continua après avec la courbe ordinairement observée. La douleur localisée, la dyspnée, etc... ont été observées avec divers changements.

Cette observation n'offre rien d'extraordinaire au point de vue des *hémothorax à pleurésie circonscrite,* elle figure ici seulement à titre de comparaison avec l'observation précédente.

En effet, à son début, l'état de cette plèvre est identique à celui de la malade de notre première observation.

Les deux malades ont eu une blessure de petite dimension.

Il faut croire que dans notre première observation, le processus phlegmasique, avant qu'il ne se généralisât, était restreint à une pleurésie circonscrite. Cependant il est étonnant que les éléments fièvre, douleur localisée qui empêchaient les mouvements respiratoires, aient pu exister dans le second cas et pas dans le premier.

Un autre élément que nous ne trouvons pas dans des conditions identiques chez les deux malades, c'est l'*hémorrhagie.*

Comme nous l'avons déjà dit, l'hémorrhagie s'est déclarée lentement dans le premier cas, elle se trouvait sous l'influence de la marche et de l'intensité du processus phlegmasique, tandis que dans le second cas elle s'arrêta immédiatement, ce que nous avons montré par la courbe de percussion.

Nous croyons que son origine était différente, qu'elle était de source pulmonaire. Quoique nous ayons constaté *le frottement*, nous pensons que cet élément n'est pas suffisant pour certifier l'adhérence absolue des feuillets pleuraux. Si cela était, la lésion serait circonscrite, incapable partant d'immobiliser le réseau vasculaire dans une certaine étendue, de manière à pouvoir produire une hémorrhagie aussi abondante que dans notre première observation.

Nous terminerons ces considérations en rappelant que si dans le premier cas, la malade était robuste et de constitution excellente, dans le deuxième cas, au contraire, nous avons constaté l'existence d'une mauvaise nutrition, dû aux habitudes d'intépérance du malade. C'est encore un élement qui nous fait croire que la réaction a été plus forte chez notre premier malade.

OBSERVATION III

Hémothorax traumatique et empyème consécutif.

C. F. S.... 19 ans, métis, célibataire, né à Bahia, entra à l'hôpital Sainte-Izabelle le 15 juin 1895.

Antécédents héréditaires. — Sa mère, dit-on, souffre des yeux ; il a un frère qui est sujet à des attaques.

Antécédents personnels. — Il a eu des fièvres paludéennes et a actuellement une blennorrhagie.

Examen du malade. — C. F. S..., extrêmement pâle, est assis sur son lit. Il a les bras qui pendent le long du thorax, ses narines palpitent fréquemment.

Les mouvements respiratoires sont fréquents aussi, le malade se plaint de douleurs dans toutes les articulations, surtout dans un genou qui est tuméfié.

C. F. S..., se fatigue au moindre effort et demande qu'on le laisse reposer.

La température à l'aisselle est de 40°, le pouls petit et fréquent.

Poumon. — L'inspection montre une voussure de la région antéro-inférieure et latérale droite du thorax.

Elévation de l'articulation scapulo-humérale droite d'environ 2 cent.

A la ligne axillaire, au niveau du 6e espace intercostal droit, se trouve une blessure de 2 cent. d'étendue.

On a compté 36 mouvements respiratoires par minutes.

On voit dans la région antéro-inférieure du thorax des traces d'une ancienne vésication.

La percussion de la région antérieure révèle un tympanisme du sommet droit, submatité au niveau de la 3e côte et une matité complète à partirde la 4e côte, (la percussion a été faite dans les lignes para-sternales et mammillaires).

La ligne de matité absolue descendait obliquement et passait au-dessus de la blessure à une distance de 2 cent.

Dans la région postérieure droite, la matité occupait une ligne oblique qui venait se rencontrer avec la précédente au-dessus du 6e espace intercostal.

La palpation montre la disparition complète des vibrations thoraciques dans la zone de la matité absolue. L'auscultation révèle égalément la disparition du bruit vésiculaire dans les mêmes zones. Mais au-dessus j'ai remarqué qu'il existait de l'égophonie. Cependant à ce niveau aussi on entendait des râles crépitants et un souffle tubulaire profond.

Dans la région postérieure, outre la disparition du bruit vésiculaire, on note au-dessus de la ligne de matité, en allant vers le sommet, l'exagération du bruit vésiculaire et de la bronchophonie.

Nous n'avons rien observé d'anormal du côté gauche du thorax.

Cœur. — La pointe battait dans le cinquième espace intercostal, son impulsion était exagérée et fréquente. L'auscultation révèle la dureté du premier bruit et un souffle sans propagation.

Les bruits pulmonaires et aortiques étaient normaux.

Foie. — Il dépassait le bord costal d'environ 2 centimètres, mais il n'y avait pas de douleur.

Rate. — Sa position était normale, pas de douleur.

La percussion révéle un léger tympanisme abdominal.

Le premier jour la température était à 40°.

Nous avons décidé d'administrer le calomel à doses fractionnées, et de faire appliquer 6 ventouses scarifiées dans la zone de la matité.

Le lendemain la température était à 39°,5.

On avait scarifié seulement deux ventouses et la dose de calomel était épuisée.

Il n'y avait pas eu de modifications dans les symptômes pulmonaires, la fièvre avait diminué de 5 dixièmes. Je continue d'administrer le calomel.

Le troisième jour la température était de 38°,5. Mais le quatrième jour elle a remonté de nouveau à 39°, 5 et plus tard à 40°.

Nous avons prescrit le quinine.

Dix jours plus tard j'examine encore le malade et je remarque ce qui suit :

En outre des douleurs articulaires, il existait tous les symptômes physiques revélés antérieurement par la percusion, la palpation et l'auscultation, mais plus accentués.

Il existait encore à la pointe du cœur un souffle sans propagetion.

Renforcement et rudesse du bruit pulmonaire, avec tendance au redoublement. L'impulsion était faible, le pouls petit et régulier.

La mensuration du thorax donne à gauche 41 cent., à droite 43, en passant le fil à une distance de 3 cent. de la blessure.

La succussion hypocratique n'a rien revélé.

La température était de 38° et le malade avait des frissons de peu d'intensité.

J'ai fait, en employant les soins antiseptiques, une ponction qui a donné issue à une petite quantité du pus qui a été soumis à l'examen microscopique.

La coloration par le bleu de Loeffier nous montra la présence du gonococcus avec sa forme particulière. La réaction de Gram colora fortement les staphylococcus et laissa en décoloration complète le gonococcus. Il nous à été impossible d'isoler ces deux germes et d'obtenir des cultures pouvant résoudre complètement la question.

L'orifice de la plaie ouverte suppurait abondament.

Nous avons décidé de faire le lendemain l'opération de la pleurotomie.

Il faut dire qu'après l'opération, faite avec toutes les règles voulues, on a fait le lavage de la plèvre avec une solution boriquée à 5 0[0 ; la suppuration qui était abondante a cessé presque complètement.

Quelques jours plus tard la suppuration se déclara de nouveau, elle coïncida avec les douleurs articulaires et l'élévation de la température à 39°.

La blennorrhagie se montra de nouveau avec tuméfaction douloureuse des ganglions inguinaux.

Quelques jours après a été pratiqué avec réussite l'opération de Stelander, et le malade nous quitta un mois après complètement rétabli.

Considérations

Comme nous venons de le voir, la localisation pleurale fut dans ce cas plus bruyante et s'accompagna d'un certain degré de réaction du parenchyme pulmonaire.

Il est vrai que les conditions générales de ce malade étaient inférieures à celles des deux précédents. Il était entré à l'hôpital avec une blenorrhagie qui, certainement, épuisant son système nerveux, l'avait placé dans des conditions de faiblesse irritante. Il se trouvait donc dans un état d'opportunité morbide, et il n'est pas étonnant que la blessure pulmonaire, quoique assez petite, ait été suffisante pour provopuer une forte réaction dans le parenchyme de l'organe. La pullulation de cet hôte habituel des voies aériennes — le pneumococcus – ne s'est pas fait attendre longtemps, et bientôt les râles crépitants et un souffle tubulaire profond revélèrent l'existence d'une pneumonie. Comme l'on sait, la pneumonie est une complication fréquente des traumatismes pleuraux. Qu'il y ait ou non une blessure pulmonaire, elle est souvent observée et indique l'absence de résistance à l'infection endogène.

Dans tout ce qui précède, il n'y a rien d'extraordinaire et les lois de l'infection sont confirmées dans leurs traits généraux. Mais est-ce que cette interprétation serait juste dans le cas qui nous occupe? Est-ce que la pneumonie n'aurait pas la même origine que l'empyème, car il est démontré que le gonocoque pénètre dans le torrent circulatoire général? Nous ne le savons pas, mais on peut croire que le séjour d'un tel hôte dans la circulation pulmonaire, ne laisserait pas de provoquer une perte de résistance au moins dans le voisinage limité de l'organe. C'est un élément suffisant pour occasionner la pullulation du pneumococcus et produire une infection mixte. Nous n'affirmons pas ces idées parce qu'il nous manque les bases expérimentales nécessaires.

Quant à l'empyème, nous pensons présenter des conclusions plus sûres, et les rapports entre celui-ci et la blennorrhagie seraient mieux déterminés. D'abord, la présence du gonocoque dans la plèvre, malgré l'impossibilité de sa culture, sa forme spéciale et la réaction négative de Gram ont été des preuves suffisantes.

D'un autre côté, les symptômes généraux, les douleurs articulaires, la disparition et la réapparition consécutives de la blennorrhagie, l'élévation de la température à 40°, etc..., nous démontraient que le germe pénétrait dans le torrent circulatoire.

Nous avons remarqué aussi chez notre malade, que toute cette symptomatologie se modifiait d'accord avec la lutte contre le germe dans la cavité pleurale, c'est-à-dire, par les lavages répétés avec la solution boriquée à 5 0/0.

Nous avons vu aussi que le malade ne s'est pas rétabli tant qu'on n'eut pas ouvert largement la plèvre en pratiquant l'opération de Stelander et que toutes les parties de l'organe n'eurent reçu par différentes fois l'antiseptique.

Il existait, on le sait, dans la plèvre de notre malade le staphylocoque en concomitance avec le gonocoque. Il faut penser que la suppuration provenait plutôt du staphylocoque que du gonocoque.

Nous savons que le staphylocoque est un germe commun dans les suppurations ; pour le détruire, il n'était pas nécessaire de recourir à l'opération de Stelander. Ces suppurations de la plèvre ne durent pas longtemps, elles cèdent aux lavages répétés avec l'appareil de Potain. Il faut croire que son intervention dans ce cas dura peu de temps.

Nous sommes d'avis qu'il y a une localisation du gonocoque dans la plèvre, si nous nous rapportons à la sérieuse observation de Mazza (1) qui, en s'entourant de tous les soins d'une bonne technique, non seulement a fait l'examen microscopique, mais a obtenu des cultures pures par la méthode de Wertheim.

La pénétration du gonocoque dans le torrent circulatoire a été démontrée à son tour par des auteurs de grand mérite, tels que, Julien, Hanonice, Galacz, Herves, Wertheim, Finger, Schlagenhaufer, etc. Ils ont montré sa présence soit isolée, soit incluse dans les leucocytes.

Revenant à la pneumonie de notre malade dans laquelle nous font défaut les documents expérimentaux, il ne nous reste qu'à nous maintenir sur le terrain de la clinique, et à considérer le cas dans sa complexité, en concluant *que la nouvelle* localisation du gonocoque, l'hémorrhagie et la blessure pulmonaire se sont repercutées sur le poumon qui ne put se défendre.

Dans le dernier chapitre, en traitant du pronostic, nous nous occuperons avec plus de détails de l'étude de ces questions.

(1) MAZZA. - Deutsch Medicin.

OBSERVATION IV

Hemothorax traumatique et hysteric.

Antécédents héréditaires. — La malade perdit ses parents quand elle avait 8 ans. Elle n'a qu'une sœur qui, dit-elle, se porte bien.

Antécédents personnels. — M. E... se plaint d'attaques repétées qui sont précédées d'une irrésistible envie de pleurer et d'une sensation de boule dans la gorge.

Il y a six mois elle a eu un rhumatisme localisé dans l'articulation du coude et qui a été combattu par une médication interne et l'application d'une pommade.

Elle se plaint de douleurs sourdes dans les régions ovariennes et épigastriques.

Elle dit que dans la nuit du 14 avril 1895 elle a reçu une blessure dans le dos qui l'obligea à entrer à l'hopital le lendemain matin. Nous l'avons vue à ce moment et l'avons examinée.

Etat actuel. — M. E..., métisse pâle, les cheveux noirs, est assise dans son lit et respire librement.

Elle se plaint de douleurs dans la région postérieure gauche du thorax, 5 centimètres au dessous de l'angle inférieur de l'omoplate. Le thermomètre à l'aisselle marque 37°, 5.

Elle dit avoir uriné abondamment et par diverses fois, et que son urine est claire et sans dépôt.

Elle dit aussi qu'après sa blessure elle a craché beaucoup de sang et nous montre son mouchoir qui en porte encore les marques ; elle nous dit que ces crachats ont beaucoup diminué.

Examen de la malade. — *Cœur.* — La pointe bat dans le 5e espace intercostal. Le 1er bruit est dur, le rythme et l'impulsion cardiaques sont normaux.

Poumon. — Au-dessous de la blessure on remarque une petite zone de matité et la disparition à ce niveau du bruit vésiculaire et des vibrations thoraciques.

Foie. — Il dépasse le bord costal d'environ 2 cent., mais il n'est pas douloureux à la pression.

J'ai remarqué un tympanisme abdominal exagéré.

La circonférence thoracique au niveau de la cinquième côte était de 86 cent., au niveau de la huitième côte elle était de 88 cent. La différence avec la mensuration du côté opposé était donc de 2 cent.

Il a fallu à peine quatre jours pour la cicatrisation de la plaie du dos et la malade quitta l'hôpital parfaitement guérie.

OBSERVATION V

Neurasthénie — Blessure thoracique. — Hémoptysie.

Cette observation est brève parce que nous n'avons pu disposer de beaucoup de temps pour examiner le malade.

M. J..... a été transféré de l'infirmerie de la clinique chirurgicale à celle de Saint-Vincent, où nous l'avons vu pour la première fois.

C'était un garçon d'environ 22 ans, qui faisait usage de boissons alcooliques, sans cependant aller jusqu'à l'excès. Il avait reçu une petite blessure du côté gauche du thorax, un peu au dessous de l'angle inférieur de l'omoplate. C'était une plaie insignifiante qui pouvait avoir tout au plus deux centimètres de profondeur.

M. J..... nous dit, la voix presque éteinte, qu'il se trouve bien faible. Sa face pâle et couverte de sueur abondante respire la terreur.

Au moment de notre visite, le malade rejette par la bouche

40 grammes environ de sang rutilant. La température à l'aisselle était de 38°.

M. J... nous montre en avant et du côté gauche de la poitrine une petite zone assez douloureuse, jusqu'où, dit-il, est entré l'instrument. Il sent des fourmillements, se plaint de cauchemars et d'une abondante diurèse.

L'examen des appareils *circulatoire* et *respiratoire* ne révèle qu'un peu d'humidité du bruit vésiculaire. Tout fait supposer l'intégrité complète de l'appareil respiratoire.

Grâce à l'emploi d'une potion tonique et excitante diffusive que je lui fis prendre, le malade quitta l'hôpital le lendemain parfaitement rétabli.

CONSIDÉRATIONS

Nos deux dernières observations sont dignes d'attention, à cause de la fréquence des deux états morbides au Brésil.

Elles montrent que très souvent les apparences de gravité d'un hémothorax traumatique disparaissent lorsqu'on emploie les moyens nécessaires pour le combattre.

En lisant l'exposé de nos deux derniers cas, on relève un petit nombre de symptômes assez curieux mais qui, selon nous, ont eu comme substratum les névroses hystérique et névrosthénique.

Dans la quatrième observation il a eu en réalité un petit hémothorax que s'est résorbé en peu de jours et s'est accompagné d'une polyurie corrélative. Quoique la quantité d'urine émise ne soit pas en rapport avec la quantité de sang résorbé dans la cavité pleurale, nous croyons cependant que, bien que très petite, la quantité de ce sang, rencontrant une tension artérielle un peu élevée et l'inervation motrice étant troublée (ce qui n'a rien d'étonnant chez les hystériques), elle fournit les éléments nécessaires non seulement pour croire à l'existence de la polyurie mais aussi à celle de la polakyurie si souvent observées. Il est difficile sinon impossible de juger de la nature toxique ou exclusivement nerveuse, non seulement dans ce cas, comme dans celui du malade qui fait le sujet de la cinquième observation, sans avoir un examen très détaillé de l'urine. Même de cette façon, le praticien se trouverait embarrassé pour dire où finit l'action de la toxine et où commence son action nerveuse corrélative.

De plus, nous croyons que la thérapeutique n'a pas été instituée de manière à pouvoir nous fournir des éclaircissements. Dans notre cinquième observation l'emploi d'un tonique et d'un excitant diffusible qui a profité au malade n'a pas eu cependant un but spécial. Il a régularisé le fonctionnement du système nerveux, et en tant qu'alcool il a causé la diurèse.

Quant aux crachats de sang et à l'hémoptysie du malade qui fait l'objet de notre cinquième observation, il convient de se rappeler que si les crachats de sang sont fréquents, l'hémoptysie est cependant rare. A cause de sa couleur rutilante et parce qu'il était un peu mousseux, nous pensons qu'il devait être pulmonaire, mais nous n'avons pas découvert de râles ou quelque chose y ressemblant qui put nous faire penser à une modification de la circulation au milieu du viscère. Il existait à peine une certaine *humidité* dans le bruit vésiculaire.

Serait-il possible que ces congestions vaso-motrices du

poumon, en éliminant une certaine quantité de sang, ne laissent pas de traces perceptibles à l'auscultation ?

On connait les expériences de Brown-Séquard sur l'inervation vaso-motrice du poumon : nous nous en sommes occupé dans notre thèse de doctorat (1). Pour nous, ces expériences se trouvent jusqu'à un certain point en contradiction avec ce que nous avons observé, quoique l'auteur ait noté chez sept cobayes non-seulement l'hémorrhagie, mais aussi l'œdème et l'empyème. Il faut croire que s'il n'y avait pas de ces contradictions ces lésions se manifesteraient chez l'homme par des symptômes physiques spéciaux.

Mais, ce fait serait-il suffisant pour nous faire exclure excluions l'idée d'une congestion pulmonaire ?

Mais, si dans la neurasthénie il existe une intoxication, n'est-il pas logique de croire à une excitation *in loco* par les toxines ? Leur élimination étant rapide la disparition de l'exitation ne doit-elle pas être brusque ?

Il est encore logique de penser que l'*humidité* du bruit vésiculaire n'a été que la conséquence du passage brusque du sang par le système bronchique et que tout parait relever de la *nature, du siège et de l'intensité de l'excitation pulmonaire* ?

Nous enregistrons ici le fait, nous comptons y revenir dans la dernière partie de ce travail.

(1) Figueiredo. — *Coraçao gastro-hépatico.* Thèse. Rio-Janeiro, 1891, page 41.

PRONOSTIC

Le pronostic de l'*hémothorax traumatique* doit reposer, selon nous, plutôt sur la nature du traumatisme que sur les propriétés *irritantes* et *phlogogènes* du liquide hématique, quand il se trouve épanché dans la séreuse pleurale.

Il paraît plus juste de rapporter au traumatisme pleural toute la série des complications que nous étudierons sous le titre de *diagnostic anatomique*, que d'admettre l'*hémothorax* et de lui attribuer toutes les complications qui pourraient résulter *du sang épanché, du caillot, de son absorption ou non absorption* et, finalement, *de l'altération de ces deux parties du liquide hématique*. Cela fait supposer que dans un *hémothorax* de petite dimension, avec légère blessure pulmonaire, et dans des conditions relatives d'asepsie, *la résorption du sang se fera régulièrement et le pronostic sera bénin si nous ajoutons à tout ceci un bon état général.*

Mais il n'est pas exact, pensons-nous, de prétendre, comme le font certains auteurs (1), que toutes les complication de l'*hémothorax* sont sous la dépendance de celui-ci.

La nature de l'hémothorax soit quantitative, soit qualitative, ne dépendra-t-elle pas de la nature du traumatisme ?

(1) NÉLATON. — *Des épanchements de sang dans les plèvres, consécutifs au traumatismes*. Thèse, Paris, 1880.

Nous croyons qu'en envisageant la question au point de vue traumatique, nous serons plus à même de résoudre le problème du pronostic, dans toute sa complexité, et sans enfreindre l'unité du diagnostic, qui est le fond indispensable de la chaîne symptômatique.

Au temps de Trousseau et de Leblanc et même au temps de Nélaton (1880) où on s'occupait fort de la nature du sang épanché et dont on faisait découler la cause exclusive de l'*hémothorax traumatique*, il était logique de penser que tout le pronostic devait reposer sur la *quantité de sang épanché, sur la formation du caillot et sur les qualités irritantes de celui-ci, etc.*

Mais, comme l'on sait, cette théorie n'eût plus aucune valeur dès que parurent en Allemagne, les derniers travaux de Wintrich (1), de Penzoldt (2), de Riedel (3), de Ledderhoze (4), et, enfin, l'ouvrage remarquable de Pagenstecher (5) qui, selon nous, fit la lumière au point de vue expérimental sur beaucoup de points de ce problème complexe.

Relativement au sang épanché dans la cavité pleurale,

(1) WINTRICH. — *Pleuropathien. Virchow's Handbuch der spez. Pathologie.*

(2) PENZOLDT. — Ueber das Verhalten von Blutergüssen in serösen Höhlen, *Dstche Arch. f. pl. Med.* 1876.18.

(3) RIEDEL. — Ueber das Verhalten von Blut, etc... in der Gelenken. *Dstch. Ztsch. f. Chir.* XII, 447.

(4) LEDDERHOZE. — Beitrage zur kenntniss des Verhaltens von Blutergüssen in Serösen. Strasburg, 1885.

(5) PAGENSTECHER. — Klinische und experimentelle Untersuchungen über den Hämothorax. *Beitr. z. Klin. Chir.* 1895, C.XIII. p. 267-268.

nous estimons que sa valeur, par rapport au pronostic, est sous la dépendance de la résolution dans un certain nombre de questions que nous diviserons de la manière suivante :

1° Questions expérimentales.

2° Questions cliniques.

QUESTIONS EXPÉRIMENTALES :

1° Si le sang épanché dans la plèvre est en *petite* ou *grande quantité*.

2° S'il se décompose et qu'elle est sa décomposition.

3° Si simple, ou décomposé en caillot, il exerce une action irritante sur la plèvre.

4° Si, en petite ou grande quantité, il est absorbé complètement ou en partie.

5° En combien de temps il se résorbe et quelle est la marche de cette résorption.

QUESTIONS CLINIQUES :

1° Si l'épanchement est plus ou moins abondant.

2° Quel rôle joue l'épanchement sanguin sur les organes de la cage thoracique et surtout sur le poumon.

3° Quelle est son influence sur l'état général.

Les expériences les plus anciennes qui ont été faites à ce sujet, remontent à Trousseau et Leblanc, qui voulu-

(1) *Loc cit.* p. 89.

rent prouver que le sang se coagulait *immédiatement* après son entrée dans la cavité pleurale. Nélaton qui partageait ces idées, est arrivé aux conclusions suivantes :

1° Le sang versé dans la poitrine se coagule presque en totalité et immédiatement ; puis il se sépare en deux parties : coagulum et sérosité.

2° Si l'épanchement n'est pas très abondant, la sérosité est résorbée vers le troisième ou quatrieme jour, et lorsque les phénomènes de réaction inflammatoire surviennent, ils restent localisés autour du caillot ; ce processus irritatif aboutit alors à l'enkystement du cooagulum.

3° Si la quantité de liquide épanché est très grande, la sérosité exsudée par le caillot n'est pas résorbée, lorsque les phénomènes de réaction se produisent. Alors cette sérosité s'altère et sa présence provoque des accidents.

4° Les symptômes et le pronostic de l'hémothorax ne sont plus les mêmes, dans les deux cas.

Dans le premier le pronostic est bénin.

Il est grave dans le second, etc., etc...

Il résulte des conclusions de Nélaton que comme Trousseau et Leblanc, il considère que le sang se coagule immédiatement ; qu'il existe *un processus irritatif et inflammatoire de la plèvre dû à la présence du caillot, processus qui aboutit à l'enkystement du caillot.*

En 1882, Lesdos (1) contesta la première de ces assertions, c'est-à-dire, que le sang se coagule immédiatement. Dans les première, troisième et cinquième observations de sa thèse il démontra que la fonction ayant été

(1) Wintrich. — *Loc. cit.*

faite, 3, 18 et jusqu'à 38 jours après l'accident, elle n'a pas révélé la présence du caillot. Voici ce qu'il dit :

« *Toujours on a trouvé le même liquide, très fluide, séro-sanguinolent et sans traces de caillot.* »

A ce sujet, notre première observation mérite toute l'attention. Lesdos (1) blame les expériences faites sur des animaux et pense qu'en introduisant dans la plèvre 100, 200, 400 et même 1000 grammes de sang comme Nélaton dit l'avoir fait, on pourrait comparer ce fait à la lésion d'un gros vaisseau et ce cas ne rentre pas dans les cas susceptibles d'être guéris.

Wintrich (2) ayant injecté à des chiens et des chats du *sang pur et défibriné*, remarqua que le nombre des globules diminuait, que le liquide devenait comme hémorrhagico-hydropique, et n'était suivi ni de pleurite ni d'épanchement. Comme on voit, l'auteur ne s'occupe pas de la production du caillot, ce qui est en désaccord avec l'observation de Lesdos. Il se rapproche d'avantage des idées de cet auteur sur la quantité de sang injecté, quoiqu'il ait employé aux maximum 66 cc.

Dans cette question Penzoldt est de l'avis de Trousseau et de Nélaton quant à la coagulation, mais il diverge d'opinion, car il constate dans celle-ci et dans tous les autres cas un *retard* dans sa production. Il croit à un processus inflammatoire provenant du sang ou du caillot (dans 7 cas sur 18).

Ledderhose (4) n'a fait des expériences que sur la

(1) Lesdos. — Thèse, Paris 1882, pages 12 et 15.
(2) Wintrich. *Loc. cit.*
(3) Penzoldt. *Loc. cit.*
(4) Ledderhose. *Loc cit.*

résorption sanguine, et après un examen minutieux du sang relativement au nombre des globules, à l'hémoglobine, aux matériaux solides, etc.; l'auteur établit des différences entre le sang des diverses espèces, par exemple entre le sang de chien et le sang de lapin, etc, etc, et finalement entre le sang d'une même espèce, mais la race différente.

L'auteur écrit : « Dans les premières 24 heures on rencontre dans les deux sortes de sang une imigration de cellules blanches, ainsi qu'une dilution de celles-ci par transudation séreuse.

Dans le sang *étranger* (1) la résorption du sérum sangain dépasse la transudation, c'est pour cela que l'on trouve, après vingt-quatre heures, un *épaississement* du sang.

Dans le sang *propre*, au contraire, on observe une augmentation du liquide injecté, une coagulation quelque temps après l'évacuation, une grande quantité de globules blancs et par conséquent un grand mélange d'exsudats. La quantité d'hémoglobine et des matériaux solides diminue. »

Ainsi, dans le sang *étranger*, dans le rapport des globules sanguins avec la partie liquide il n'existe que des écarts *quantitatifs*. Dans le sang *propre* il y a également des changements *qualitatifs*.

Enfin, Pagenstecher (2) étudia la méthode employée par ses devanciers et observa que presque tous n'avaient pas suivi rigoureusement les règles d'une bonne *antisepsie* chirurgicale.

(1) Nota. — L'auteur donne ce nom au sang d'espèces différentes.
(2) PAGENSTECHER. — *Loc. cit.*

A côté de ses interprétations on peut toujours prévoir *l'introduction inaperçue des éléments provocateurs de l'inflammation*. C'est ainsi, dit l'auteur, qu'on a pu rencontrer des *plèvres fibrineuses, des flocons de pus et même un liquide purulent.*

Nous nous demandons si ces complications n'étaient pas sous la dépendance du traumatisme.

Bien d'autres questions sont soulevées par la méthode employée ; c'est ainsi que Pagenstecher en s'appuyant sur les expériences de Ledderhose qui a démontré que chez les lapins anémiques la résorption du sang est plus rapide, fait remarquer, néanmoins, que l'origine de ce sang doit influencer la coagubilité, etc. cet... ; auteur préfère le sang de la *carotide du même animal*, car il pense que le bon résultat des expériences doit dépendre de la *simplicité de la méthode employée*.

Il réprouve le système de siphons de Penzoldt. Enfin, suivant une méthode simple et en même temps plus minutieuse que celle de ses devanciers, il arrive aux conclusions générales suivante : « *environ deux heures après l'injection du sang on trouve encore presque tout le liquide ; 6 heures après on trouve un liquide analogue au sang, non coagulé, et des caillots. Il ne se produit pas de manifestations inflammatoires.* » Il aborde ensuite l'étude de chacune de ces questions en particulier et demande : *de quoi le liquide est-il composé ? comment sont les caillots* ?

Il n'y a pas le moindre doute que le liquide examiné 2 heures après était du sang (Exp. I).

« Mais, que devient le liquide après *six heures* et plus ? » L'auteur démontre la différence existant entre ses expériences et celles de Penzoldt et s'exprime de la manière suivante : « Le liquide n'est pas du sérum pur et les caillots ne sont pas simplement des blocs de sang ». Il croit qu'il doit y avoir de l'hémoglobine à l'état de solution, ce qui équivaut à dire que les *érythrocytes se sont dissous.*

Pagenstecher, dans l'examen du sang, s'occupe aussi de l'existence d'*ombres* déterminées par les globules rouges extractés. Il ajoute qu'il a remarqué le même fait dans le sérum d'un malade qu'il observait. Ces données prouvent « *que la plèvre peut conserver le sang liquide pourvu qu'il ne soit pas altéré.* »

Quant à l'existence *d'un transudat dans la plèvre,* l'auteur donne une autre explication des expériences de Ledderhose, et démontre qu'il peut ne pas exister.

Quand à l'étude des caillots et de la coagulation, Pagenstecher pense que la formation des premiers est plutôt en rapport avec la formation des *thrombus* dont la structure est identique.

Sur ce point, voici les conclusions de l'auteur :

1° *La plèvre possède, de même que la paroi normale des vaisseaux, la faculté de maintenir liquide le sang épanché.*

2° *Le processus de formation des caillots correspond à celui de formation des thrombus ; il est provoqué par certaines circonstances secondaires, le plus souvent se trouvant liées au traumatisme.*

En s'occupant de la *résorption du sang et des caillots,* l'auteur pense que celle-ci est *complète,* mais que *les parties solides* se résorbent plus *lentement*. Quand la résorption ne se fait pas régulièrement, l'auteur croit à l'existence de certaines complications et à ce point de vue il partage l'opinion d'Orth (1) à qui il emprunte les lignes suivantes :

« *Dans les cas où la quantité de l'épanchement sanguin n'aura pas par lui-même mis fin à l'existence, ou si d'autres troubles morbides ne viennent pas l'empêcher, tout vestige de sang peut disparaître et il ne restera pas même de pigmentation.* »

En nous reportant avec confiance aux travaux si bien faits de Pagenstecher nous n'aurons plus rien à ajouter à ce que nous avons déjà dit, c'est-à-dire qu'un seul élément de l'hémothorax doit subsister et commander le pronostic, que ce seul élément qu'il faut retenir *est la quantité de sang épanché dans la plèvre.* C'est le sujet de la deuxième partie de ce chapitre, dont le titre est : *Questions cliniques.*

Il ne comprend pas une étude générale du malade, mais bien l'influence que peut avoir l'épanchement de sang dans la plèvre sur l'état général, et enfin, dans l'un et l'autre cas, son influence sur le pronostic.

Relativement à la première question : *Si le sang épanché dans la plèvre est en petite ou grande quantité,* nous répondrons en thèse générale avec les auteurs cités ci-dessus : *Les grands épanchements commandent un pronostic grave et les petits un pronostic bénin.*

On comprendra que nous ne ferons pas ici mention des complications et que notre exposé considère *la*

(1) ORTH. — *Handb. der path. Anatomie*, T. I. Berlin 1827, p. 558. *Cit. Pagenstecher.*

plèvre normale, le sang pur, l'instrument aseptique, enfin un organisme dans d'excellentes conditions de vitalité.

La deuxième question : *Quel est le rôle de l'épanchement sanguin sur les organes de la cage thoracique et spécialement sur le poumon.*

C'est un fait démontré et que l'observation clinique confirme chaque jour : *que le sang épanché dans une certaine proportion arrête l'hémorrhagie.*

Le mécanisme de ce phénomène a été expliqué il y a longtemps par Trousseau et Leblanc (1).

En 1880, Nélaton insiste sur ce que nous venons de dire et se basant sur l'occlusion immédiate de la blessure thoracique, voici comment il s'exprimait : *Ainsi se trouve justifiée la pratique de l'occlusion immédiate, qui représente, en effet, dans ce cas là, le meilleur moyen hémostatique : la compression, puisque la ligature n'est point possible.*

Lesdos (2) de son côté était en 1882 partisan de l'occlusion quand l'épanchement n'est pas trop abondant.

Peyrot (3) partage les mêmes idées que Nélaton. Comme eux, nous pensons que : *dans un épanchement même abondant, mais qui n'est pas accompagné de phénomènes de compression incompatible avec la vie, l'occlusion immédiate et le repos contribuent, dans un grand nombre de cas,* à donner *un pronostic favorable.*

On comprend que ce ne soit là qu'une thèse générale, susceptible à chaque moment d'être modifiée par le

(1) Trousseau. *Clinique médicale de l'Hôtel-Dieu.*
(2) *Loc. cit.*
(3) *De la pleurotomie,* cit. Nélaton.

siège de la lésion ou par les conditions de pression intra-thoracique.

Il est à prévoir *qu'une mauvaise conformation thoracique* entraînant un vide pleural incomplet, peut occasionner une augmentation de l'épanchement qui, en élevant la tension intra-thoracique, est encore incapable d'arrêter l'hémorrhagie. Si la lésion porte sur un vaisseau de petit calibre, le pronostic pourra-t-il être favorable encore avec cette même tension ?

Nous ne le croyons pas.

Il faut, sans tenir compte des complications, penser, dans ces conditions, que le pronostic dépendra *du rapport entre le vaisseau lésé et les conditions de pression intra-thoracique*. Dans la clinique il n'est pas difficile de juger ces deux élements. Il y a longtemps que nous nous occupons de l'*anthopométrie thoracique des races et de sa valeur dans les maladies de la poitrine*. Voilà un autre côté de la question du pronostic, que nous traiterons dans un travail spécial.

Pour résoudre jusqu'à un certain point le troisième problème proposé nous donnerons une autre forme à la question et la poserons ainsi : *Quelle est l'influence de l'hémorrhagie sur la nutrition* ? Si nous l'envisageons sous ce point de vue, nous la verrons sous deux aspects différents : *l'un se rapportant aux pertes sanguines et à leur compatibilité avec l'existence ; l'autre se rapportant aux troubles de l'hématose.*

Quant à *la perte sanguine*, nous rappelerons que Bauer (1) en 1872 a démontré par des expériences sur des

(1) BAUER. — *Rev. Hayem*. 1873; t. I. p. 485.

animaux (chiens) en se plaçant à l'abri de toute influence nerveuse, *qu'il existe une diminution de la quantité de l'aide carbonique exhalé et que cela provient de la diminution de combustion des matières grasses*. On en peut tirer une autre conclusion : *l'exagération de la dénutrition des éléments protéiques et l'accumulation des matières grasses*. Les expériences de Weber, de Voit, de Pflüger, de Sénator de Maunyn et de Reiss sur le rôle de l'oxygène dans la réduction finale en urée, démontrent qu'il s'agit d'une oxydation complète, car il ne leur a pas été possible de démontrer la production de *l'acide urique* après la saignée.

Pourtant, la nutrition est attaquée dans les deux dernières parties du cycle de ses transmutations, c'est-à-dire *la vivifiante et la rétrograde*.

Quant aux *troubles de l'hématose*, on sait qu'ils empêchent l'accès facile de l'air dans l'intérieur des alvéoles et que si l'expiration émet une quantité moindre de gaz carbonique c'est que celui-ci existe en excès dans le sang, revèlant alors une moindre oxydation des éléments organiques.

Comme on voit, *la perte sanguine et les troubles de l'hématose* marchent de pair, et si dans ce cas il y a une diminution dans la combustion des éléments gras, on pourra peut être remarquer plus tard *une diminution* générale *des combustions qui se manifestera par une augmentation de l'acide urique dans l'urine* (1).

De tout ce qui précède, le pronostic par rapport à l'influence de l'épanchement sanguin sur l'état général, dé-

(1) BOUCHARD. — *Maladies sur le ralentissement de la nutrition.*

pendra *du degré des combustions organiques*, ce qui ne sera pas difficile à juger, eu égard à l'analyse de l'air expiré et à un examen minutieux de l'urine. Si d'un côté nous pouvons penser de la sorte, d'un autre côté nous n'oublions pas l'action excitante que le sang oxycarboné peut exercer sur le système nerveux, principalement sur le bulbe, en augmentant le cicle d'une intoxication de cet ordre.

Nous avons remarqué la rétension du sang veineux dans le domaine de la petite circulation, non seulement dans les cas d'épanchement sanguin de la plèvre, mais aussi dans bien d'autres (1). Nous avons pu observer deux ou trois jours après certaines opérations *une accentuation manifeste du ton pulmonaire*, ce qui montrait une augmentation *de la tension dans la petite circulation*.

Que ce fait soit sous la dépendance du système nerveux, comme le veut Lasègue (2), ou qu'il vienne à la

(1) *Observations* (Résumé).

Obs. I. — R. M..., a eu une amputation de la cuisse dans le tiers inférieur. Il a perdu une grande quantité de *sang* et a souffert beaucoup dans le moignon dans la nuit du 27. J'ai trouvé, le 28, *accentuation manifeste du ton pulmonaire* qu'on a également observée le 29 et le 30 au matin. Le 1er cette accentuation n'existait plus et le malade calme entrait en pleine convalescence.

Obs. II. — E. P. fut grièvement blessé dans une querelle à *la paroi abdominale* et légèrement au thorax. Le jour suivant (10 avril 1896) *accentuation dure du ton pulmonaire*. Légère *dyspnée* et légers *râles* vers la base du thorax. Pas de *fièvre*. Le 11, il existe de l'*accentuation* que j'ai observée aussi les 12, 13 et 14. Le 15, il n'existait rien du côté des organes thoraciques. Le malade entrait en pleine convalescence.

(2) Lasègue. — *Cardiopathies réflexes*. Thèse, Paris.

suite de l'hémorrhagie, nous n'avons pu encore en juger par des expériences personnelles, cependant nous en parlons pour montrer encore ce point de contact dans le pronostic entre *l'hémorrhagie et les troubles de l'hématose.*

Ayant résolu, comme nous le croyons, les questions concernant le sang épanché, nous pensons justifier *la bénignité* de l'hémothorax traumatique dans les conditions présentées au commencement de ce travail.

Mais encore une fois nous nous demandons quelle est la valeur de ce sang épanché dans la plèvre ? A notre avis, et nous l'avons déjà dit, un seul élément peut subsister, c'est la *quantité*, et même cet élément nous le restreindrons, car la blessure d'un vaisseau de gros calibre ou l'inflammation de la plèvre, à laquelle elle se trouve si souvent liée, seront pour nous des complications traumatiques.

Les anciens chirurgiens avaient grandement raison à ce point de vue quand ils disaient que, dans l'hémothorax traumatique, le pronostic est bénin (1). Cela voulait dire que la plupart des cas qu'ils avaient à soigner étaient des cas de petite blessure pulmonaire dans lesquels les capillaires s'obstruent rapidement, la réaction de la plèvre dure peu, et le sang se résorbe vite.

Sera-ce pour nous *l'hémothorax traumatique simple* dont nous venons de faire le pronostic et dont on trouve un exemple dans notre deuxième observation ?

Il faut avouer toutefois que les choses ne se passent pas toujours de cette manière, les complications survien-

(1) Encyclopédie de chirurgie. — Art. Hémothoràx.

nent de tous côtés en rendant complexe le diagnostic et encore plus le pronostic qui en découlera.

Nous estimons que les complications ont pour cause première le traumatisme et pour ne pas rompre ainsi que nous l'avons dit, l'unité du diagnostic, nous devons ajouter que cet hémothorax est complexe et non pas compliqué, car cette dénomination ferait supposer une subordination complète à l'hémothorax ; cela compliquerait sérieusement la question, car plusieurs complications en effet ne sont pas sous sa dépendance directe ou indirecte, il nous faut revenir au traumatisme, presque toujours le seul directement ou indirectement responsable de tous les phénomènes observés.

Nous pensons que pour résoudre le problème dans sa complexité, cette unité est indispensable et la seule qui soit compatible avec l'observation clinique.

Il suffit, pour montrer sa valeur, de se rappeler *notre première observation* et de se demander si, en présence d'une blessure thoracique, d'une hémorragie pleurale et d'une pleurésie concomittante, le médecin peut abandonner l'élément traumatique ? Certainement non. S'il n'a pas suivi le cas, si les renseignements ne sont pas donnés par une personne compétente, il n'est pas juste de qualifier le cas de *pleurésie traumatique hémorrhagique*, et de confondre son diagnostic avec celui de *l'hémothorax traumatique compliqué de pleurésie*. C'est pourquoi il convient de simplifier le problème en appelant celui-ci *hémothorax complexe* en réservant pour la pleurésie traumatique hémorrhagique le groupe de traumatismes qui sans perforer la plèvre ni léser le poumon, peuvent être la cause indirecte d'une pleurésie avec terminaison hémorrhagique. On comprend sans difficulté qu'une fois la plèvre perforée, quelle que soit l'origine du sang, il doit toujours constituer un hémothorax simple ou complexe.

Ces données générales, que je crois nécessaires, étant établies, il est nécessaire d'indiquer la marche qu'il faut suivre dans l'étude du *pronostic.*

Les éléments principaux du pronostic sont : *l'état local* et *l'état général.*

Pour le premier, nous rappellerons que sa solution dépend du *diagnostic anatomique de l'hémothorax traumatique* comme nous l'appelons. Quant au second, la question se résoudra par l'étude complète de la *nutrition* et *des maladies toxiques et infectieuses* qui transforment la moindre excoriation en un des plus terribles drames pathologiques. Il faut, pour juger du pronostic dans sa plus grande complexité, opposer au diagnostic anatomique avec toutes ses conséquences l'état général du malade avec ses différentes dispositions de vulnérabilité morbide.

Si nous revenons à *l'état local,* nous aurons à considérer dans le diagnostic anatomique deux points : 1· l'instrument qui a traversé la plèvre va léser les capillaires du poumon et une quantité plus ou moins grande de sang tombe dans la cavité pleurale ; ces lésions seront pour nous les plus élémentaires du traumatisme et constitueront l'hémothorax traumatique simple ; quant à son pronostic, nous nous en sommes déjà occupé ; 2· nous observerons ici non seulement ces lésions, mais aussi celles qui résultent de l'atteinte d'un ou de plusieurs organes de la cavité thoracique ou abdominale,

Il est inutile de dire qu'à la lésion de chacun de ces organes on doit ajouter les complications respectives qui proviennent *de sa valeur fonctionnelle, de la nature et de l'extension de la lésion* et enfin des *réactions locales*.

Nous pensons que c'est sur l'étude détaillée de cette deuxième partie de l'état local qu'on doit se baser pour faire le diagnostic de l'*hémothorax traumatique complexe* et par conséquent le pronostic.

L'observation clinique démontre que par ordre de fréquence c'est le poumon qui presque toujours est atteint par le traumatisme. Mais comme nous considérons en lui un ensemble de petits organes ajoutés à une fonction générale — *la respiration* — il convient d'étudier la lésion traumatique de ces différents organes suivant la progression croissante de son importance fonctionnelle. A la lésion des petits capillaires et des bronches doit succéder celle *d'une bronche de moyen ou gros calibre et celle d'un vaisseau bronchique correspondant*. On comprend que dans le premier cas il s'établit des communications franches de l'arbre bronchique avec la cavité pleurale et de là deux hypothèses : ou bien l'arme infectée est l'agent qui porte le germe à ce système cavitaire, ou bien elle est complètement aseptique et c'est l'épithelium du système des tubes bronchiques qui a perdu sa résistance et filtre incomplètement l'air qui, chargé de germes, vient à la cavité pleurale inciter la réaction de ses parois et la transformation du liquide hématique. Dans tous ces cas on comprend que la gravité du pronostic augmentera beaucoup, si l'on considère comme inévitable la lésion du vaisseau bronchique correspondant. Cependant il y a un fait auquel depuis longtemps nous nous sommes arrêté, c'est que ces infections pulmonaires, une fois passée la période aigüe, comportent plus tard un pronostic grave, si les lésions consécutives ne sont pas évitées assez à temps par une médication rationnelle.

En pensant à la disposition anatomique de ces deux organes *bronche* et *artère bronchique*, nous voyons que le but de la section de ce système de tubes, en rompant brusquemment la distribution graduelle de ces deux agents — *air* et *sang* — consiste à les faire pénétrer dans la cavité pleurale avec la force que leur serait suffisante pour atteindre les dernières ramifications bronchiques (1).

Alors une partie du sang, poussé par la rétraction pulmonaire, arrivera aux bronches, et de sa *quantité* et de sa *vitesse* dépendra la gravité du pronostic. Dans les cas où il n'y a pas de lésion du plexus pulmonaire, il y a pour nous un troisième élément qui doit figurer ici, c'est le *schok* qui sur le même individu peut produire du sang et de l'air (dans quelques cas) quand ils ont la vitesse dont nous venons de parler.

Il est à prévoir que l'inervation motrice troublée portera loin du siège de la lésion des altérations plus ou moins persistantes, suivant l'*intensité* et *la durée* de l'excitation locale.

Ce sera encore un élément digne d'attention dans la gravité du pronostic, surtout si en se répercutant sur le centre circulatoire, il vient ajouter à la dyspnée mécanique (par section des bronches) les symptômes d'une dyspnée nerveuse (constriction des capillaires du poumon) avec ce que celle-ci a d'irrégulier et de brusque.

(1) Même en tenant compte des effets de la vacuité pleurale.

Pour juger approximativement de la pression que les deux agents, *air* et *sang*, peuvent exercer sur les autres parties du parenchyme pulmonaire sectionné, il faut savoir à quelle phase de la respiration a eu lieu la section de la *bronche* et du *vaisseau bronchique correspondant* ; et ce non au point de vue de la circulation et de la nutrition de l'organe.

On sait que pendant *l'inspiration la tension diminue dans les artères et augmente dans les veines* (1) ; le contraire a lieu pendant *l'expiration*. Mais, comme Landois l'a démontré, c'est à la fin de l'inspiration que ce produit la contraction artérielle, un peu avant l'excitation du centre vaso-moteur. Si d'un autre côté nous tenons compte de la *vacuité pleurale*, comme l'a dit Heger (2) dans divers travaux et d'Arsonval (3) en 1877, que cette vacuité contribue puissamment à faciliter la circulation pulmonaire, eu égard à la diminution de pression dans toute la superficie pleurale du poumon et a pour conséquence une aspiration excentrique des parois vasculaires, *la quantite de sang doit augmenter dans le poumon.*

A ce sujet nous mentionnerons ici le principe général formulé par Heger ; « *c'est pendant l'inspiration que le poumon renferme plus d'air et plus de sang.* »

Il résulte de ce que nous venons de citer que c'est dans l'inspiration que nous trouverons une extravasation plus

(1) Landois. — *Physiologie*, tr. franc. p. 137 et 155.

(2) Heger. — *Expériences sur la circulation du sang dans les organes isolés.* Thèse aggrégation. Bruxelles, 1873. Congrès de Bruxelles, 1875. — *Étude de la circulation du sang dans les poumons*. Bruxelles, 1880.

(3) D'Arsonval. — Thèse, Paris, 1877.

grande de sang et que selon nous doit prédominer l'hémothorax, car si l'air existe dans le poumon en plus grande quantité, néanmoins il s'y trouve sous une faible tension et sera poussé graduellement dans la plèvre, ce qui n'aura pas lieu si la blessure a été reçue pendant *l'expiration.*

Comme on sait, dans ce temps de la repiration *la tension alvéolaire* est plus considérable que la *tension bronchique* ; il est naturel de penser que la lésion alvéolaire détermine *une pénétration d'air plus brusque et une rétraction pulmonaire plus considérable.* Ces éléments apporteront au *plexus pulmonaire* une excitation plus *brusque* que dans le cours d'une lésion bronchique. Nous pensons également que la part faite au pneumothorax sera plus considérable.

La physiologie nous apprend que la pression aérienne varie selon le genre de respiration.

Si la blessure pulmonaire est faite au cours d'une discussion plus ou moins vive (comme il arrive presque toujours), c'est-à-dire dans des conditions de *respiration forcée*, la pression devient plus grande (1), par conséquent la pénétration de l'air dans la plèvre est *plus brusque*, la rétraction pulmonaire *plus considérable* et *l'excitation* plus rapide.

Ces raisonnements ont une entière application clinique, car le pronostic est bien plus grave si, en dehors du *siège* et de l'*extension de la blessure*, celle-ci a été faite pendant l'expiration ou encore plus pendant la *respiration forcée.* Il y a eu en l'occurence des cas de mort subite.

(1) Donders a démontré qu'en fermant la bouche et une des narines la différence de pression entre l'inspiration était de 30 millimètres de mercure, soit 4 kilogr. par décim. carré,

Ce faits seront, assurément, soumis à des alternatives et à des variations qui dépendront de la distribution de la pression aérienne dans les diverses parties du parenchyme pulmonaire. C'est M. le professeur Stern (1) de Vienne, qui a étudié cette question intéressante et utile. Il a démontré que *l'amplification des alvéoles diminue à partir de la superficie du poumon, et que ce sont les cellules sous-pleurales qui reçoivent la pression atmosphérique toute entière.*

Enfin, voici les conclusion obtenues par Stern en conbinant les résultats de l'action du diaphragme et de la paroi thoracique. *Quand ces deux parois agissent ensemble, il se produit inévitablement dans l'expansion pulmonaire des inégalités qui sont d'autant plus considérables que l'activité de la paroi thoracique est plus prononcée et que ses contours se rapprochent plus du type normal. En général les lobes supérieurs sont plus dilatés que les inférieurs et cette dilatation est d'autant plus forte qu'elle approche du bord antérieur.*

Il résulte du travail du professeur Stern que *les lésions de la superficie pulmonaire et celles du bord antérieur du lobe supérieur* (siège de l'emphysème selon Rokitansky) sont celles qui au point de vue du pneumothorax indiquent un pronostic plus *grave.*

C'est notre opinion aussi que, après la blessure et la rétraction pulmonaire, les relations se trouvant changées entre la cage thoracique et la superficie pulmonaire; la distribution de la pression ne se fera plus de la même manière, et si les résistances ne sont pas les mêmes dans

(1) Stern. — *Rev. Hayem*, 1874, t. III, p. 70.

tous les points du viscère, il faut croire à un élément de plus pour l'aggravation future du pronostic.

Jusqu'à présent nous nous sommes occupés de la tension aérienne dans l'arbre bronchique et nous avons étudié ses conséquences en face de la lésion pulmonaire.

Maintenant nous allons examiner en particulier les conditions de circulation (dans le système de nutrition) qui facilitent ou empêchent, dans de certaines limites, la production *d'un schok brusque du plexus pulmonaire ou occasionnent une extravasation plus considérable de sang.*

Nous avons vu que la *tension artérielle diminue pendant l'inspiration tandis que la tension veineuse augmente.* Dans ce dernier cas le sang veineux est lancé des veines bronchiques dans les veines du médiastin postérieur : *azygos*, *intercostale* et *cave supérieure.* La pression se fait donc dans le sens opposé à celui de la circulation artérielle. Cela nous engage à dire que dans ce temps de la respiration (inspiration) la section d'une veine bronchique occasionnera l'issue d'une plus grande quantité de sang, et cet écoulement sera d'autant plus brusque que la lésion sera plus proche des vaisseaux dont nous parlons.

Quant *aux artères bronchiques*, nous avons vu que la tension diminuait, car l'inspiration ayant lieu pendant la diastole (1), la locomotion de la masse sanguine se fera aux dépens de la systole artérielle en profitant de la systole ventriculaire exécutée avant, et produisant par conséquent la vacuité pleurale. Mais si à côté de ces éléments

(1) Landois — *Loc. cit.* p. 108.

nous faisons figurer tous ceux qui font obstacle à la force motrice tels que : *la diversité de calibre des artères bronchiques et ses bifurcations*, nous serons obligés de conclure que, si la tension artérielle est moindre dans les vaisseaux bronchiques, la distribution du sang cependant étant plus régulière, la tension augmente dans les vaisseaux bronchiques de petit calibre. C'est l'opposé de ce que nous venons de remarquer pour les veines bronchiques.

Nous en avons fini avec les considérations qui regardent la *circulation de nutrition du poumon pendant l'inspiration*, voyons maintenant ce qui se passe pendant *l'expiration* : *la tension veineuse diminue tandis que la tension artérielle augmente.* Ce qui veut dire qui la tension veineuse abaissée dans les gros troncs que avoisinent l'oreillette droite, s'élève dans les capillaires plus éloignés de l'organe. C'est justement le contraire de ce que nous avons observé dans le cas précédent. Dans le système artériel, nous ferons observer que si la systole cardiaque déverse une plus grande quantité de sang dans l'aorte, sa distribution toutefois est irrégulière dans ce temps de la respiration. La plus grande pression se fait dans le sens de l'aorte. D'un autre côté comme il existe une anastomose entre les artères bronchiques et pulmonaires et les vaisseaux de la petite circulation (Zuckerkandl, Küttner) (1), la tension alvéolaire ayant pour but de faciliter la circulation des capillaires pulmonaires, il s'ensuit qu'en raison de cette anastomose la tension

(1) Nota. - Selon François-Frank, Lalesque. Cohnheim et Litten cette anastomose est plutôt bronchique qu'alvéolaire, ce qui ne change rien aux raisonnements énoncés.

atérielle dans les capillaires bronchiques doit s'élever. Cela n'est pas étonnant, car nous savons que les embarras mécaniques de la petite circulation s'accompagnent de congestion de la muqueuse bronchique, de catarrhe, etc. Cette anastomose sera-t-elle un moyen de plus pour rétablir le courrant continu du sang dans le viscère, bien que la systole artérielle manque dans ce temps de la respiration ?

De tout ce que nous venons d'exposer sur la circulation pulmonaire dans l'*inspiration* et l'*expiration* il convient de tirer les conclusions suivantes :

1° Si la lésion se produit pendant l'inspiration et si elle frappe un veine bronchique — l'écoulement de sang sera d'autant *plus grand* et *plus brusque* qu'elle se rapprochera des gros troncs veineux, du médiastin postérieur.

2° Si dans le même temps de la respiration la lésion des artères bronchiques donne plus de sang du côté des gros vaisseaux, néanmoins l'écoulement est plus brusque pour les vaisseaux bronchiques de calibre moyen.

3° Si la lésion est faite pendant l'*expiration*, les veines bronchiques donnant une plus grande quantité de sang du côté des gros vaisseaux du médiastin postérieur, l'écoulement est plus brusque pour les veines de calibre moyen.

4° Au même moment de la respiration la quantité de sang est encore plus grande et l'écoulement plus *brusque*, si la lésion se rapproche davantage de l'aorte.

De tout ce qui précède, en associant les conditions de circulation à celles de la respiration, il nous faut tirer quelques conclusions générales relativement au pronostic; nous les formulerons de la manière suivante : *Si le traumatisme a lieu pendant l'expiration, la quantité de sang et d'air étant un peu plus petite* (1) *mais la tension plus élevée, le schok sera plus considérable et le pronostic plus grave* (2).

Le pronostic sera moins grave que précédemment si le traumatisme a lieu pendant l'inspiration, malgré que dans ce temps il existe plus d'air et plus de sang, mais avec une tension moindre, et le schok est moins brusque.

Nous devons ajouter que ces conditions physio-pathologiques peuvent varier infiniment ; elles se trouvent sous la dépendance de *l'extension, de l'orientation de la blessure pulmonaire et de la disposition que celle-ci aura conservée vis-à-vis de l'organe après sa rétraction.*

Un autre élément qui influe sur le pronostic c'est *la peur* ou *la colère,* qui d'un côté préparent le terrain nerveux aux excitations, et d'un autre côté en élevant la tension artérielle, comme l'a démontré Binet, (3) contribuent à amener un écoulement sanguin plus *brusque* et ce sera encore une condition à prévoir.

Nous terminerons en rappelant *qu'une grande quantité de sang en pénétrant brusquement dans l'arbre bronchique, ou encore la production subite d'un pneumothorax sont des éléments suffisants pour un pronostic grave et urgent.*

Une autre phase de la question est celle concernant *l'infection locale.* Nous la formulerons de la manière suivante : *Si le calibre du vaisseau est petit, si les épithéliums bronchiques sont sains et si l'arme est aseptique, il*

(1) Lalesque.— *Circulation pulmonaire.* Thèse, Paris, 1880, p, 73.

(2) *Nota.* — Surtout s'il s'agit, comme nous l'avons dit, de la *respiration forcée.*

(3) Psychologie expérimentale, 1894.— *Sem. méd.* 1897, n° 2, p. 12.

n'y aura pas d'infection et le pronostic sera bénin. La réciproque est vraie aussi : *si les éléments précédemment cités existent chez le même malade, le pronostic sera grave.*

Cependant on observe ordinairement la production d'une *pneumonie traumatique* en concomittance avec l'hémothorax. Son pronostic ne diffère en rien du pronostic de la *pneumonie vulgaire fibrineuse* qui, nous le savons, se trouve sous la dépendance d'une bonne constitution individuelle.

En général, chez les sujets jeunes et bien portants, la médication tonique diffusible, surtout si le sujet fait usage d'alcooliques, est très utile.

Nous avons toujours ou presque toujours vu dans les services de chirurgie, quand l'épanchement était petit, cette pneumonie, également en général très circonscrite, disparaître après *trois ou quatre jours*, quelque fois davantage, mais presque dans tous les cas nous avons observé qu'elle était de plus courte durée que la *pneumonie fibrineuse.* J'ai remarqué ce fait même chez les malades dont la nutritution n'était pas régulière, comme on l'a vu par la lecture de notre deuxième observation.

Dans les grands épanchements de la plèvre cela n'a pas lieu, et très souvent une congestion intense, un état d'atélectasie pulmonaire vient tout d'un coup mettre en danger la vie du malade. Le pronostic dépendra de la ponction (1) quand le praticien est sûr que l'épanchement ne se reproduira pas.

Un autre élément qui, réuni aux précédents, contri-

(1) Surtout.

buera à un pronostic *grave* c'est la pleurésie. Très souvent les individus atteints ont un reliquat d'une pleurésie ancienne. Il existe des adhérences entre le poumon et la plèvre ; l'on comprend par conséquent les irrégularités qui peuvent survenir non seulement pour l'*hémothorax* mais aussi pour la *pneumonie*.

Quelquefois on observe une pleurésie hémorrhagique. Nous en avons un exemple dans notre 1re observation, et quant à son pronostic nous en avons déjà parlé. Pour nous, ces pleurésies simples dont le processus phlegmasique était capable de déterminer un abondant épanchement sanguin de la plèvre, n'étaient que des *pleurésies toxiques* dans lesquelles l'élimination du sang au moyen d'une seule ponction était suffisante bien des fois pour la guérison. L'art du médecin consiste à faire une ponction quand l'épanchement ne se reproduit plus, ou même, dans les cas de grands épanchements, en ponctionnant en différentes fois, etc. ; c'est le meilleur élément du pronostic.

Nous dirons, enfin, que les pleurésies hémorrhagiques liées à des infections graves telles que la fièvre typhoïde, la fièvre rémittente bilieuse, ou à une dénutrition profonde de l'organisme, donnent à l'hémothorax, en général, un pronotic *grave*.

La pleurésie, ainsi qu'il a été démontré par Pagenstecher (1), provient toujours d'un germe étranger, soit que celui-ci existe déjà dans le poumon, soit qu'il y ait été apporté par l'arme infectée, ou qu'avant il ait pénétré dans le torrent circulatoire général.

Dans tous les cas l'expérience démontre que c'est tou-

(1) *Loc. cit.*

jours le siège du traumatisme qui est l'origine du processus phlegmasique (1). Dans notre troisième observation nous avons vu la confirmation de cette loi, et quoique dans la plèvre de notre malade il existât des germes de la suppuration, cependant l'action du gonocoque, sa répercussion sur l'état général et surtout sur les articulations, tout nous fait croire à sa prédominance dans le processus phlegmasique pleural. Quant au pronostic de cette espèce de pleurésies, le peu de temps que nous avons eu pour les observer ne nous permet pas de tirer une conclusion générale, bien que nous croyons que si l'infection reste limitée à la plèvre, et si l'état général du malade est bon, les lavages en grand et plusieurs fois répétés fournissent les éléments d'un pronostic bénin. Notre troisième observation est un exemple frappant de cette manière de voir.

De tous les germes qui peuvent déterminer une localisation pleurale, le plus communément observé c'est incontestablement le bacille de Koch. A ce sujet nous avons diverses opinions. Si le malade est un individu avec une localisation bacillaire franche, et dont la nutrition est attaquée, on comprend qu'il y ait peu de chose à faire. Mais si la nutrition générale est bonne, si l'infection est récente, s'il n'existe pas de localisation franche, il est probable que l'occlusion de la plaie, le repos, la médication tonique et d'autres moyens employés parviendront à en triompher. Nous estimons que si la malade qui fait le sujet de notre première observation, nous avait

(1) V· CHAUFFARD. — *Pathogénie des pleurésies traumatiques.* — *Sem. méd.*, 26 février 1886, p. 81.

consulté assez à temps, sans attendre la réplétion complète de sa plèvre, on aurait pu prévoir un bon pronostic.

Il y a des cas de franche localisation pleurale de la tuberculose dont le pronostic est toujours *grave*. Il se forme des membranes tuberculeuses qui sont suffisamment vascularisées pour entretenir la reproduction de l'hémorrhagie qui fera le désespoir du médecin.

Bien souvent la marche de la pleurésie est insidieuse et après *trois* ou *quatre jours* de réaction tout disparaît et les malades se remettent à leurs occupations de tous les jours. Mais, plus tard, ils reviennent consulter le médecin et celui-ci découvre un immense épanchement de la plèvre.

Quelquefois il suffit d'une ou deux ponctions pour rétablir le malade. Ces cas sont rares et peuvent être comparés à ceux de *pleurésie fibrineuse exsudative* qui surprennent si souvent le médecin quand il faut faire le pronostic.

Une question de la plus haute importance domine le pronostic de ces *pleurésies traumatiques*, c'est l'existence ou non du bacille de Koch. L'examen bactériologique complet, en finissant par l'injection à l'animal réactif (le cobaye), éclairera le praticien d'une manière satisfaisante (1). La conviction qu'il peut avoir de la non existence de ce bacille, diminuera de moitié l'idée d'un pronostic grave. Je me fonde sur l'opinion générale qui est celle également de Chauffard (2) qui dit : « *Si le blessé*

(1) Jusqu'à un certain point.

(2) *Loc. cit.*

se trouve dans des conditions d'asepsie préalable, si nulle part en lui il ne porte de bacilles de Koch latents et prêts à entrer en activité, la réaction pleurétique restera aseptique, dépourvue de germes pathogènes. »

On voit donc l'importance presque exclusive que cet auteur attache au bacille de Koch.

Nous sommes encore plus convaincu de cette opinion quand nous nous trouvons en face d'une transformation purulente de l'hémothorax. Nous avons vu combien en a profité le malade de notre troisième observation malgré la très mauvaise condition de sa nutrition. Mais, est-ce que les choses se seraient passées de la sorte s'il avait été tuberculeux ?

Certainement non. Règle générale, les suppurations tuberculeuses étendues de la plèvre chez les sujets tuberculeux entraînent une marche torpide. Les malades, minés par une fièvre constante, arrivent au marasme, comme ceux qui ont des cavernes pulmonaires étendues. Je pourrais citer des cas qui font exception à la règle, si les données expérimentales ne me faisaient pas défaut. Cette distinction étiologique est incontestablement d'une valeur réelle et notre opinion est partagée par la plupart des auteurs. Voici entre autres l'opinion de Peyrot : (1) « *La pleurésie purulente guérit dans le plus grand nombre des cas, d'une façon parfaite après la pleurotomie, et comme elle n'est pas liée à la tuberculose d'une façon habituelle, on a pu dire qu'il valait mieux être atteint d'un empyène que d'une pleurésie séreuse.* »

Cette thèse paraît s'appliquer parfaitement aux cas

(1) Peyrot. — *Traité de chirurgie*, t. VI, p. 105.

d'hémothorax, et si le professeur Landouzy considère *les pleurétiques comme des futurs candidats à la tuberculose pulmonaire*, il s'ensuit, comme de juste, que si la pleurésie purulente est tuberculeuse, comme nous le disions ici, cette candidature ne doit pas durer longtemps, eu égard à la franche communication avec le parenchyme pulmonaire. Cependant, il nous est difficile de décider du pronostic dans ce cas, parce qu'il nous manque des statistiques régulières non seulement des examens bactériologiques mais aussi des opérations qui peuvent amener la guérison.

Nous finissons ici par ces considérations, l'étude de *l'hémothorax traumatique complexe* quant à l'influence que peut avoir *l'état local* sur le pronostic. Dans le chapitre suivant, nous nous occuperons de *l'état général* en nous bornant aux sujets de nos observations. Nous étudierons les pleurésies blennorrhagiques et nous terminerons en faisant des considérations au sujet de l'hystérie et de la neurasthénie et de leur rôle dans le pronostic de l'hémothorax traumatique.

L'influence de l'état général sur la marche et le pronostic de l'hémothorax traumatique est incontestable. Relativement à l'infection, nous en avons un exemple bien frappant dans notre IIIe observation. Comme nous l'avons déjà dit, le gonocoque a été rencontré dans la cavité pleurale de notre malade atteint d'un *hémothorax traumatique complexe*. C'est de ce sujet que nous allons nous occuper ici, en cherchant à démontrer la pénétration du microbe de Neisser dans le sang et sa localisation pleurale consécutive. En étudiant cette localisation nous chercherons à tirer quelques conclusions relativement au pronostic.

Depuis 1883 le gonocoque a été rencontré dans le liquide des articulations malades. C'est Petrone (1) qui, à cette date, démontra par le microscope la présence du gonocoque dans un cas d'arthrite blennorrhagique.

En même temps une observation de Bockhart (2) insérée dans la Revue de Hayem, à propos de l'inoculation uréthrale du gonocoque chez un aliéné paralytique, se terminait par ces mots : « Les leucocytes étaient infiltrés du gonocoque spécifique qui se retrouvait jusque dans les abcès du rein droit. »

Ces observations furent suivies d'autres non moins démonstratives, quoiqu'elles se bornassent à une identification purement morphologique.

Deutschmann (3), en 1890, fit faire un pas à la question. Dans deux cas d'arthrite secondaire à l'ophthalmie, il a rencontré des diplocoques caractéristiques en forme de biscuits, qui étaient surtout situés dans le corps des leucocytes. Il disait : « *Ces microcoques ont été décolorés par la méthode de Gram, tandis que les tentatives de cultures faites par les moyens ordinaires n'ont pas réussi.* » En 1892, Lindeman signale la présence du gonocoque dans un cas d'arthrite. Il y a eu également décoloration par la méthode de Gram, mais les cultures ont été contaminées.

Koch en 1893 (4) signala la présence du gonocoque

(1) Petrone. — *Riv. Clinica di Bologna*, fev. 1883.
(2) Bockhart. — *Cit. Rev. de Hayem*, t. XXII,1883.
(3) Deutschmann. — *Graefss Archiv. f. Opth.* XXVI.

dans un cas d'arthrite consécutive à une ophthalmie blennorrhagique double. Voici ce qu'il dit relativement à l'examen bactériologique du liquide articulaire. Dans les préparations microscopiques de ce liquide on rencontre, quelquefois libres, mais le plus souvent dans de nombreuses cellules du pus, des diplocoques réunis pour la plupart en groupes de 6, 8, 12 et plus, ayant absolument la grosseur et la forme du gonocoque, se colorant d'une manière intense par le bleu de méthylène et se décolorant par la méthode de Gram.

Les cultures ne laissent plus aucun doute : sur gélatine ordinaire, sur agar, rien. Par contre, après 24 heures elles se sont développées par le moyen de Wertheim. Ces cultures étaient en tout semblables à celles du gonocoque.

Le cas cité par Neisser (1), au point de vue de la rigueur bactériologique, est le plus démonstratif que nous ayons lu.

Enfin, en 1895, Bordoni Uffreduzzi (2), dans une communication au Congrès de Rome, après avoir cité le cas classique du docteur Mazza, rapporte en quelques mots le fait suivant. Une jeune femme voulait cacher son mal, mais elle fut forcée de s'adresser à un médecin par suite d'une polyarthrite. Le médecin voyant l'inflammation du pied prendre des proportions graves, décida l'opération et il enleva d'abord une grande quantité d'exsudats avec toutes les précautions bactériologiques. L'examen microscopique révéla la présence de micrococcus ayant la même forme que le gonocoque et décolorés par la mé-

(1) NEISSER. *Cit.* Thèse Marcel Sée, 1896, p. 278

(2) Atti dell XI congresso medico internaionale, Roma, p. 223.

thode de Gram, comme celui-ci. L'auteur cultiva le germe dans une mixture *agar et serum humain*, et il obtint *exclusivement* le même micrococcus ayant les mêmes caractères que celui extrait du liquide articulaire.

Ensuite il fit l'inoculation du produit d'une seconde génération dans l'urèthre d'un garçon de 23 ans qui n'avait pas eu de coït depuis environ 4 mois. Il entoura cette petite opération de toutes les règles bactériologiques et il obtint une uréthrite spécifique type dans laquelle il rencontra seulement le gonocoque, qui se décolora par la méthode de Gram et dont les cultures faites sur agar sur le sérum de veau, etc., etc., n'ont pas réussi; il le cultiva sur agar glycériné et obtint après 48 heures un développement de colonies assez limitées, petites et transparentes. Voici comment Bordoni Uffreduzzi termine sa communication : « *Intanto io ritengo di avere con queste mie richerche prodotta la prova indiscutibile del fatto, che puo il gonococco diffonder si anche nell'interno dell, organismo e quivi reprodurre da solo quei fenomeni inflammatorii che e capace di produrre negli organi genitali, etc...* »

Dans cette même année le professeur Leyden, à une session extraordinaire de la société de Dermatologie de Berlin, faisait une communication : *sur quelques métastases internes de la gonorrhée* (1). En faisant l'historique détaillé du sujet et après avoir parlé de *l'existence* d'un rhumatisme blenorrhagique, il a dit : on peut admettre avec certitude que le gonocoque est transporté dans l'organisme par les cellules, car il est enfermé dans une cel-

(1) *Semaine médicale*, 1896, p. 509.

lule soit de mucus, soit de pus là où on le rencontre ; il est à supposer que ces cellules pénètrent dans les voies lymphatiques et entrent par ce moyen dans la circulation.

Wertheim (1) a retiré dernièrement, dans un cas de cystite, un lambeau de la muqueuse vésicale dans lequel il rencontra non seulement les cellules épithéliales mais aussi le tissu conjonctif sous-épithélial plein de gonocoques. Les capillaires en étaient pleins aussi et le malade avait en même temps une arthrite blennorrhagique.

Nous pourrions encore rappeler la longue observation *d'endocardite, arthrite, prostatite* et *folliculite blennorrhagiques*, présentée par Finger, Ghou et Schlagenhaufer (2).

Thrayer et Blumer (3) ont démontré la présence du gonocoque dans le sang, en se servant de la méthode décolorante ainsi que des cultures dans un milieu très peu différent de celui de Wertheim.

On peut déduire de ce long exposé de faits que l'étude bactériologique des diverses manifestations de la blennorrhagie est relativement de date récente. C'est à peu près vers 1883 qu'elle a été connue par le travail de Petrone et plus tard par l'observation de Bockart.

Il faut dire que les progrès réalisés ont été rapides. A notre avis, admettre une infection générale par le transport par voie sanguine du microbe de Neisser est

(1) WERTHEIM. — Cit. *Arch. méd. exper. et anat. path.* 1896, p. 705,

(2) FINGER, GHON, SCHLAGENHAUFER. Cit. Thèse de Marcel Sée, Paris, 1896.

(3) *Arch. méd. exp.* 1895, p. 701

parfaitement acceptable. A côté des auteurs cités qui, en général, ont rencontré le gonocoque dans le liquide articulaire, nous pouvons en citer d'autres qui l'ont rencontré directement dans le sang,

En outre de l'observation de Thrayer et de Blumer il faut en mentionner deux autres de Hawes qui examina le sang de 4 malades atteints de *rhumatisme blennorrhagique* avec fièvre et dont l'écoulement urétral renfermait le gonocoque. Il s'est servi du système de Wright ; il arriva une fois à obtenir des colonies de diplocoques semblables au gonocoque par sa morphologie et ses réactions colorantes.

En août il sema le sang de 5 malades sur gélatine acide Purro et deux fois avec succès, mais surtout dans un cas suivi de manifestations articulaires multiples avec un état général sérieux.

Julien et Hamonic ont vu aussi le gonocoque dans le sang. L'observation de ce dernier qui figure dans la thèse de Martel n'est pas très claire. Enfin le docteur Moncorvo (1) l'a rencontré dans le sang de la pulpe du doigt d'une nourrice atteinte de vulvo-vaginite.

En se reportant aux observations mentionnées mais plus particulièrement à celles de Thrayer et de Blumer, nous nous demandons, *s'il est possible de ne pas croire que, dans certains cas, le gonocoque détermine une infection générale par voie sanguine*. Il nous semble difficile de ne pas l'admettre.

Selon nous la question se pose d'une autre façon, il

(1) MONCORVO. — Cit. par Faitout *in Arch. génér. de méd.*, 1895, p. 412.

faudra rechercher si le microbe de Neisser, qui pendant si longtemps s'est cantonné dans l'épithélium urétral pour y produire une maladie que l'on croyait alors *locale*, n'est pas soumis aux mêmes lois que tout autre microbe pouvant provoquer une infection générale. Les recherches dans ce sens sont d'autant plus naturelles que nous savons que si l'uréthrite blennorrhagique est fréquente, ses complications, au moins au Brésil, sont par contre assez rares.

Quant au traumatisme, nous croyons que notre troisième observation justifie suffisamment la loi générale, car on a rencontré le gonocoque même dans la plévre traumatisée.

Que rentré dans le torrent circulatoire il s'arrête ici ou là, suivant ses lois biologiques individuelles, cela ne nous étonne pas. Ce qu'il convient de rechercher c'est *comment* et *quand* le microbe de Neisser quitte l'épithélium pavimenteux de l'urètre.

On sait qu'il s'infiltre profondément dans cet épithélium et pénètre facilement dans le tissu conjonctif. Cependant les recherches de Finger en confirmant dans leur ensemble celles de Bunn nous amènent à partager l'opinion de Marcel Sée (1), qui veut que si l'épithélium pavimenteux ne présente pas toujours au gonocoque un obstacle absolu, il lui oppose toujours une résistance remarquable. En effet, ceci explique en partie la rareté des complications blennorrhagiques dont nous venons de parler. D'un autre côté, l'élément nerveux, en régularisant la dynamique atomique nutritive de tout ce système cel-

(1) Marcel Sée. — Thèse citée.

lulaire végétatif choisi de préférence par le microbe de Neisser, nous montre son double rôle, soit en affaiblissant les cellules, soit en activant le système vaso-moteur. Cela nous porte à croire que *si le temps employé par le microbe à franchir la barrière épithéliale n'est pas long. il sera encore plus court pour pénétrer dans le torrent circulatoire.*

Il est donc rationnel qu'en cas de blennorrhagie chronique, cas de notre malade, l'impression brusque du froid ou, comme il est arrivé, l'action rapide d'un traumatisme thoracique, en préparant l'état général et en irritant la plèvre, détermine en même temps l'infection générale et la localisation pleurale.

En réalité l'existence d'une pleurésie blennorrhagique semble être un fait démontré après l'observation du docteur Mazza que nous avons rapportée ci-dessus.

Bien avant, Ducrey (de Naples) s'était occupé de la question et en avait fait une communication au Congrès de Dermatologie de 1889. Nous ne croyons pas qu'on ait fait l'examen bactériologique. Moins instructif sous ce rapport est le cas cité par Cornil et Klippel (1) et rapporté dans la thèse de Marcel Sée. Il s'agissait d'une pleuro-pneumonie dont on n'avait pas fait l'examen bactériologique pendant la vie de l'individu ; l'autopsie n'a révélé la présence du gonocoque ni dans la plèvre, ni dans le liquide puriforme de la trompe. Cela ne peut selon nous servir d'exemple de pleurésie blennorrhagique ; plus sérieux est le cas de Chiaizo et Isnardi (2)

(1) Cornil et Klippel. *Bull. de la soc. anat.*, mai 1887.
(2) Chiaizo et Isnardi. *Giornale della R. Academia di Medicina di Torino*. 1894, p. 93.

rapporté sous ce titre : *Sopra un caso di reumatismo blenorrhagico com complicazione viscerali in una ragazzina di 10 anni.*

On a pratiqué dans la circonstance l'examen bactériologique et on a trouvé le gonocoque de Neisser ; les auteurs ajoutent :

Intanto si era fatto l'esame batteriologico del liquido estratto della pleura, il quale esame la prima volta aveva dimostrato la presenza del gonococco di Neisser non associato ad'altro micro-organismo veniva portate la piu bella e piu irrefragabile couferma alla diagnosi clinica. »

Néanmoins il faut convenir qu'aucun cas ne peut réunir un plus grand nombre de preuves, soit du côté clinique, soit du côté bactériologique que celui du docteur Mazza (1). Nous pensons qu'à lui seul il justifie surabondamment l'existence des *pleurésies blénorhagiques.*

Notre but consiste à découvrir le rôle du nouvel hôte de la séreuse pleurale et à rechercher quel est le pronostic dans ces cas.

Sée, (2) dans son excellente thèse, dit : « *Contrairement à l'opinion Bunn, toutes les espèces d'épithélium à l'exception de l'épiderme kératinisé peuvent servir de point d'entrée au gonococcus* ».

Incontestablement l'épithélium de la séreuse pleurale ne fera pas d'exception. En effet, le microbe s'y développe très bien et détermine même la suppuration,

(1) Dr. Mazza. — *Giornale della R. Academia di med. di Torino,* 1894, p. 180.

(2) Marcel Sée. - *loc. cit.*

ainsi qu'il résulte de cette autre observation de Sée : « *Même dans les séreuses il peut se montrer franchement pyogène, mais alors suivant la remarque de Jacobi et Goldman, la suppuration n'affecte pas le caractère destructif de celles que causent les microbes banals du pus* ».

D'un autre côté, nous connaissons le mode de progression du gonoccocus dans les tissus, mode qui lui est particulier. Il ne dissocie pas ces tissus brutalement comme font les pyogènes ordinaires, mais il s'insinue deux à deux dans les fentes intercellulaires et dans les espaces lympathiques ou conjonctifs, ce qui justifie jusqu'à un certain point l'opinion de MM. Sée, Jacobi et Goldman, relativement au rôle non destructif du microbe de Neisser dans les suppurations dont nous nous sommes déjà occupés. Comme on le sait, on rencontre dans la plèvre normale, outre des cellules endothéliales polygonales, *les interstices*. Les recherches de Recklinghausen, de Brücke de Ranvier, de His et du professeur Klein (de Londres), ont démontré avec certitude que ces *interstices* sont des ouvertures, des bouches ouvertes, des stomates qui forment le commencement du système lymphatique de la plèvre. Il faut croire que l'insinuation du gonoccocus dans ces interstices et sa pénétration consécutive dans le système lymphatique pleural sont la règle.

Je pense qu'en vertu de cet accès si facile des voies lymphatiques, le gonococcus fera sa progression dans la plèvre, plutôt en profondeur qu'en superficie. En effet, ce fait qui n'est pas encore très connu a été contrôlé et ouvre un grand horizon pour les questions de pronostic et de traitement. Ce que nous avons observé chez le malade de notre IIIe observation, nous donne raison et les considérations que nous venons d'exposer paraissent avoir leur entière application.

Ainsi nous estimons que, si la suppuration avait eu le staphylococcus comme seul agent, il aurait suffi alors d'une simple ponction ou même la pleurotomie, comme nous l'avons fait, eût suffi pour guérir le malade. Mais cela n'eut pas lieu. La suppuration continua sa marche et l'opération de Stelander a été pratiquée avec entière réussite. Les lavages antiseptiques de la plèvre ont été faits plus profondément et plus régulièrement et l'attaque a été plus directe. Il nous est impossible, n'ayant à l'appui qu'une seule observation, de formuler un pronostic sûr, mais il paraît rationnel de l'accepter comme moins grave, en attendant d'avoir d'autres observations dans le même sens pour le contrôler.

Quant à l'antiseptique que l'on doit employer, nous n'avons rien d'arrêté à ce sujet. Nous trouvons, cependant, convenable d'essayer le traitement par le permanganate de potasse qui, donné à doses croissantes, produira de bons résultats.

Ce que nous disons se rapporte à la pleurésie blennorrhagique. Mais dans les autres cas le pronostic sera-t-il astreint exclusivement à la pleurésie ? Certainement non. D'autre complications peuvent survenir, telles que des arthrites, des endocardites, etc., etc. Il faut avouer que dans ces cas le pronostic est grave, surtout si la complication est endocardiaque. Nous pouvons dire d'une manière générale que c'est *celle de l'endocardite végétante ulcéreuse*, et si la lésion de l'orifice ou de la valvule ne se développe pas avec toute sa suite symptomatique bien connue de l'infection générale, il est à prévoir que la lésion cardiaque compensée pendant une durée plus ou moins longue, arrivera à cette terminaison. Les conditions d'hygiène individuelle contribuent largement à restreindre cette durée.

Relativement à nos deux dernières observations, il faut dire qu'il aurait fallu un examen plus approfondi pour élucider le diagnostic. En tout cas notre but, en les publiant, est d'appeler l'attention sur un certain nombre de coïncidences du domaine traumatique et nerveux qui, je crois, n'ont pas encore été décrites. Elles se rapportent presque exclusivement au neurasthénique de notre cinquième observation. Incontestablement le sang rendu par le malade avec tous les caractères physiques que nous avons décrits, nous a paru être de source pulmonaire. Ce qui nous a surpris, c'est la non existence de congestion pulmonaire corrélative. On comprend combien ce fait doit être embarrassant pour le médecin qui veut de suite avoir une idée sûre. C'est encore le grand avantage de l'occlusion immédiate et du repos.

Nous n'avons pas trouvé dans la littérature médicale un cas pareil. Nous nous sommes souvenu des belles leçons du professeur Fabre (de Marseille), sur les *rapports pathogéniques*, mais il faut se rappeler que dans toutes les excitations à distance qui ont une répercussion sur le système vasculaire du poumon, l'éminent professeur Fabre observa toujours cliniquement des symptômes de congestion et même des pneumonies réflexes. C'est justement l'absence de ces symptômes qui constitue la partie vraiment intéressante de notre observation. Nous enregistrons le cas pour que d'autres observateurs, en poursuivant la même étude, établissent sa pathogénie.

PRINCIPAUX TRAVAUX DE L'AUTEUR

Publiés dans les *Annales de la Société de médecine et chirurgie de Bahia*, en 1896.

Sur un cas de *Pneumonie syphilitique*.

Un cas d'*Urticaire* consécutive à l'emploi de l'antipyrine.

La médecine et les idées théoriques et pratiques. — Discours.

Sur un cas supposé de *Choléra morbus*.

Contribution à l'étude des *Bronchites syphilitiques*.

EN PRÉPARATION :

Anthropométrie thoracique des races et de sa valeur dans les maladies de la poitrine.

Sur une nouvelle conception du fonctionnement chimique et dynamique du cerveau.

Pâleur cutanée.

Sur la percussion de la rate.

ORLÉANS. IMP. G. MORAND, 47, RUE BANNIER

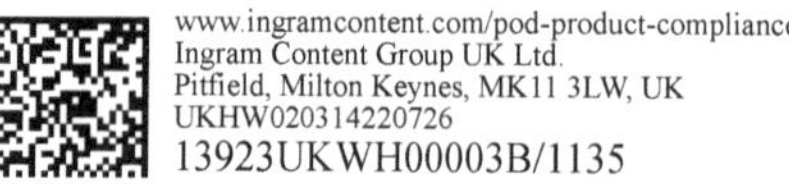
www.ingramcontent.com/pod-product-compliance
Ingram Content Group UK Ltd.
Pitfield, Milton Keynes, MK11 3LW, UK
UKHW020314220726
13923UKWH00003B/1135